〈写给老百姓的中医养生书系〉

中医养生
膏方篇

主审 张伯礼

总主编 于春泉 王泓午

主编 于春泉 周志焕 范志霞

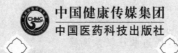

中国健康传媒集团

中国医药科技出版社

内容提要

本书系统介绍了中医特色膏方的基本知识，与四时、体质的密切关系，指导大家根据不同体质有针对性地选择膏方进行调理，并有针对性地选择支气管哮喘、冠心病等膏方优势病种，详细介绍膏方在调治这些疾病中的常用处方、治疗特色等内容，为读者运用膏方防病治病提供参考。本书适合中医养生爱好者、临床工作者阅读使用。

图书在版编目（CIP）数据

中医养生膏方篇 / 于春泉，周志焕，范志霞主编 . — 北京：中国医药科技出版社，2018.10

（写给老百姓的中医养生书系）

ISBN 978-7-5214-0325-1

Ⅰ.①中…　Ⅱ.①于…②周…③范…　Ⅲ.①膏剂—方书—中国—普及读物　Ⅳ.① R289.6-49

中国版本图书馆 CIP 数据核字（2018）第 114229 号

美术编辑　陈君杞
版式设计　锋尚设计

出版　**中国健康传媒集团** | **中国医药科技出版社**
地址　北京市海淀区文慧园北路甲 22 号
邮编　100082
电话　发行：010-62227427　邮购：010-62236938
网址　www.cmstp.com
规格　710×1000mm　$\frac{1}{16}$
印张　13$\frac{1}{4}$
字数　223 千字
版次　2018 年 10 月第 1 版
印次　2023 年 9 月第 4 次印刷
印刷　北京市密东印刷有限公司
经销　全国各地新华书店
书号　ISBN 978-7-5214-0325-1
定价　41.00 元

获取新书信息、投稿、为图书纠错，请扫码联系我们。

丛书编委会

本书编委会

主　审

张伯礼

主　编

于春泉　周志焕　范志霞

副主编

刘宏艳　曾丽蓉　滕晓东

编　委
（按姓氏笔画排序）

于春泉　付姝菲　许　云　刘宏艳　李　琳　李雪梅

杨凯伦　英　孝　范志霞　周志焕　胡文仲　殷　佳

徐一兰　高　杉　曾丽蓉　雒明池　蔡雪朦　滕晓东

薛晓娟

王 序

　　健康长寿是人们追求的永恒目标，中医药学在科学养生、维护健康、防治疾病中发挥了重要作用。养生作为中医学的重要组成部分，其历史源远流长，为中华民族的健康长寿、繁衍生息做出了卓越的贡献。

　　2016年8月习近平总书记在全国卫生与健康大会上发表重要讲话，并提出："努力全方位、全周期保障人民健康"；"要倡导健康文明的生活方式，树立大卫生、大健康的观念，把以治病为中心转变为以人民健康为中心，建立健全健康教育体系，提升全民健康素养，推动全民健身和全民健康深度融合"。

　　2016年10月国务院发布《"健康中国2030"规划纲要》（简称《纲要》），指出"共建共享、全民健康"，是建设健康中国的战略主题。要以人民健康为中心，预防为主，中西医并重，针对生活行为方式、生产生活环境，推动人人参与、人人尽力、人人享有，落实预防为主，推行健康生活方式，减少疾病发生，强化早诊断、早治疗、早康复，实现全民健康。

　　在《纲要》中专门指出要充分发挥中医药独特优势，发展中医养生保健治未病服务，实施中医治未病健康工程，将中医药优势与健康管理结合，探索融合健康文化、健康管理、健康保险为一体的中医健康保障模式。其中就提出鼓励中医医疗机构、中医医师为中医养生保健机构提供保健咨询和调理等技术支持。开展"中医中药中国行"活动，大力传播中医药知识和易于掌握的养生保健技术方法，加强中医药非物质文化遗产的保护和继承运用，实现中医药健康养生文化创造性转化、创新性发展。

　　当今健康养生研究方兴未艾，诸说杂陈，良莠不齐，是非难辨。就人民大众而言，如何根据自身特点，选择适宜的养生方法，需要中医学者勤求古训，博采众长，留心医药，精研方术，对养生理论考镜源流，对养生方法辨章学术，正本清源，进行基于科学分析的优选，引导人们提高健康素养，形成自主自律、顺应自然、符合自身特点的健康生活方式，引导健康行为、健康技术的进步。

于春泉研究员、王泓午教授综百家之言，有高尚之志，领导的团队长期从事中医养生保健的理论、实践研究。从"十一五"期间就参与中医亚健康研究、中医健康标准研究，参与了国家"973计划"，形成了中医健康辨识理论体系，并整理、总结了历代中医健康养生理论。2014年出版专著《中国健康养生论通考》。在这个过程中对中医养生的方法如食疗、膏方、药浴、情志、运动等进行了深入研究，目标设定在学术传播与推广应用嘉惠医林。在此期间参与多家电台、电视台的系列中医养生讲座并发表健康养生有力度、有价值的科普类文章。

在前期工作基础上，编写团队遵照厚今薄古、继承创新的原则，编写了这套《写给老百姓的中医养生书系》丛书，《中医养生保健》《中医养生饮食篇》《中医养生膏方篇》《中医养生药浴篇》《中医养生情志篇》《中医养生运动篇》。在《中医养生保健》一书中将中医养生保健的文化源流、中医养生保健的方法临床应用进行了全面系统的讲解。在饮食、膏方、药浴、情志、运动分册中分别对食疗、膏方、药浴、情志、运动的中医定义、文化源流、特色与基本原则等进行详细论述，并广收博采、择其精要地介绍了饮食、膏方、药浴、情志、运动等在各科常见疾病的应用。

本套丛书的编写必将对提高人们的养生保健意识，掌握中医基本的养生方法，促进学科学术与健康产业的发展，造福民众做出新贡献。在书成付梓之际，读之有目识心融，牖其明而启其秘之快哉！爰不辞而为之序。

中央文史研究馆馆员
中国工程院院士　　王永炎
中国中医科学院名誉院长

2018年9月

张 序

　　健康长寿是人类的基本诉求。中医学历来注重养生保健，源远流长，融汇了儒、释、道、医各家之主张，本身已构成中国传统文化的一部分。李约瑟博士指出：养生保健文化是中国人独有的。"天人合一""法于阴阳，和于术数"等理念和丰富多样的养生保健方法为中华民族的繁衍生息做出了卓越贡献。

　　没有全民健康，就没有全面小康。随着人均寿命的延长，老龄化社会的到来，人们对健康服务需求越来越旺盛，迫切需要充分发挥中医学养生保健、治未病的优势。世界卫生组织在报告中指出："医学目的应是发现和发展人的自我健康能力。"医学目的从防病治病转向维护健康，更加契合中医药的特色优势。可以说，中医学虽然古老，但其理念却不落后。中医治未病，符合先进医学发展的理念和方向，也得到了国际社会的广泛认可。

　　2016年召开的全国卫生与健康大会上，习近平总书记提出："要着力推动中医药振兴发展，坚持中西医并重，推动中医药和西医药相互补充、协调发展，努力实现中医药健康养生文化的创造性转化、创新性发展。"习总书记对中医药发展提出了一系列新思想、新论断和新要求，为我们"继承好、发展好、利用好"中医药伟大宝库指明了方向。

　　中医药强调整体把握健康状态，注重个体化，突出治未病，干预方式灵活，养生保健作用突出，是我国独具特色的健康服务资源。我常讲：中医养生学是当今世界上最积极、最普惠的预防医学基础。健康中国，人人有责，每个人都要关注自己的健康，做自己健康的第一负责人，关键是养成健康的生活方式和健康的素养。

　　中医养生保健理念和方法丰富多彩，但还需要加以挖掘，转化提高，推广应用，走进生活。目前养生节目和文章多之又多，但进行系统整理研究者尚少。作为曾主持和参与国家"973计划"课题专业人员，于春泉研究员、王泓午教授重视从传统养生学中汲取精华，曾撰写《中国健康养生论通考》等书，并通过媒体向大众讲授。

而今，于春泉研究员、王泓午教授领导的团队几经春秋，精心编写了《写给老百姓的中医养生书系》丛书，包括《中医养生保健》《中医养生饮食篇》《中医养生膏方篇》《中医养生药浴篇》《中医养生情志篇》《中医养生运动篇》。在《中医养生保健》总论中将中医养生保健的文化源流、中医养生保健的方法临床应用进行了全面系统的讲解。《中医养生膏方篇》突出中医膏方养生与四时、体质以及亚健康的密切关系，有助于有针对性地选择膏方进行调理，预防疾病。《中医养生药浴篇》梳理了中医药浴的历史源流，突出中医药浴养生与体质、二十四节气的密切关系，为药浴养生、调治亚健康状态提供参考。《中医养生饮食篇》突出药食同源、药补不如食补的理念，提倡吃出健康。《中医养生运动篇》突出中医养生运动的独到之处，又有机地融入其他养生运动防病的方法，指导通过运动来强身壮体、协调阴阳，达到防病、治病、保健的作用。《中医养生情志篇》在中医学心身一体的整体观指导下，对中医情志养生进行了从古至今系统详实的介绍，让中医情志养生更有理论性和实践性。本套丛书的编写将对提高人们的养生保健意识，传播中医养生基本方法，促进学术进步和健康产业的发展，造福民众发挥重要作用，兼具学术性和实用性。

书将付梓，作者邀序，欣然接受。养生保健服务健康，利国利民，乐观其成，也是为"健康中国"建设贡献的"薄礼"吧。习读之，践行之，获益之！谨望人人健康长寿！

中国工程院院士
中国中医科学院院长
天津中医药大学校长

戊戌年初夏于泊静湖畔

前　言

　　国家中医药管理局、科技部于 2018 年 8 月印发的《关于加强中医药健康服务科技创新的指导意见》中指出，到 2030 年，建立以预防保健、医疗、康复的全生命周期健康服务链为核心的中医药健康服务科技创新体系。要以中医药学为主体，融合现代医学及其他学科的技术方法，不断完善中医药健康服务理论知识，发展中医药健康服务技术与方法，丰富中医药健康服务产品，创新中医药健康服务模式。本套丛书系统总结了中医养生保健、防病治病等理论技术与方法，包括《中医养生保健》《中医养生饮食篇》《中医养生膏方篇》《中医养生药浴篇》《中医养生情志篇》《中医养生运动篇》六册。本套丛书遵循中医生命观、健康观、疾病观和预防治疗观，将中医药特色优势与健康管理、精准医学相结合，进行中医健康状态辨识与干预，充分发挥中医药在疾病防治领域的优势特色，提升了中医治未病的服务能力。

　　膏方是一类经过特殊加工而成膏状的中药制剂，在中国传统医药史中具有重要的地位。中医膏方源远流长，在《黄帝内经》中就有膏方的记载。膏方具有扶正补虚、调整阴阳、防治疾病、延年益寿以及养生保健等作用。随着生活水平的提高，人们对健康也越来越关注，膏方以其独特的给药方式和独到的疗效，越来越受到人们的青睐。

　　为使中医膏方更加广泛地服务于大众，让更多的人了解膏方文化及使用方法、注意事项，故编纂本书。全书分上篇、中篇、下篇三个部分，上篇属总论，主要由四部分组成，涵盖了中医膏方常识，膏方的使用及特点，膏方的制备，膏方的服用、禁忌及保存，引领大家认识中医膏方。中篇主要介绍膏方常用药物及古今特色膏方，介绍四十余味膏方常用中药的性味、归经、功效、适宜人群及使用注意，并且列举了古今特色膏方以及名中医膏方的组成、制备方法、特色主治、用法及使用注意。下篇主要介绍膏方适应证，涵盖了膏方四时养生、体质与膏方养生、膏方调治亚健康以及膏方调治临床常见疾病，重点阐述不同病证的膏方选用方法。

本书具有以下四方面特色：

1. 本书以通俗的文字和科学的内容，系统介绍了中医特色膏方的基本知识、应用膏方养生保健和防治疾病的方法。

2. 突出中医膏方养生与四时、体质以及亚健康的密切关系，指导大家选择合适的膏方来顺应四时季节的变化，根据不同体质类型、不同亚健康状态，有针对性地选择膏方进行调理，以预防疾病的发生。

3. 有针对性地选择支气管哮喘、高血压、冠心病等膏方优势病种，详细介绍膏方在调治这些疾病中的常用处方、组成、功用、主治、治疗特色等内容，为读者运用膏方防病治病提供参考。

4. 本书为面向大众的专业性科普类书籍，对于从事中医临床的医生来说也是一本比较实用的专业参考书。

本书能够顺利出版，非常感谢石家庄以岭药业股份有限公司和河北以岭医院的大力支持！

编者

2018 年 9 月

目 录

上篇　认识中医膏方

第一章　了解中医膏方

第二章　膏方的使用及特点

第三章　膏方的制备

第四章 膏方的服用、禁忌及保存

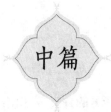 膏方常用药物及古今特色膏方

第五章 膏方常用药物

第六章　古今特色膏方

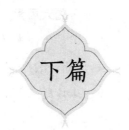

下篇　膏方适应病证

第七章　膏方四时养生

第八章　体质与膏方养生

第九章 膏方调治亚健康

第十章 膏方调治常见疾病

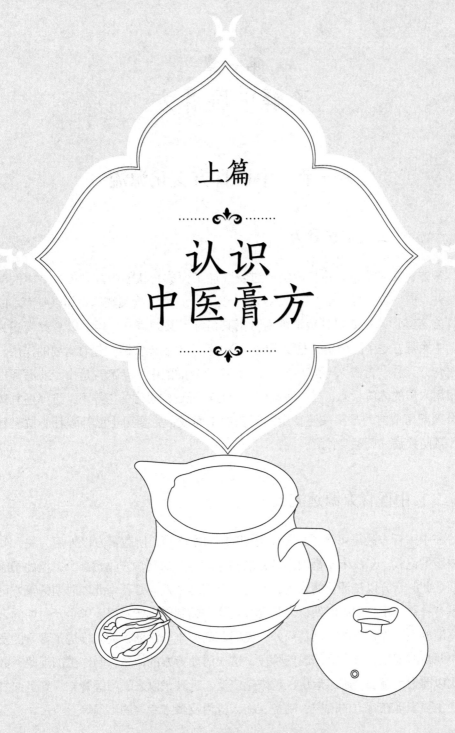

上篇

认识
中医膏方

第一章
了解中医膏方

第一节　中医膏方文化源流

一、什么是中医膏方

膏方，又名膏剂，是指一类经过特殊加工而成膏状的中药制剂，是中医学汤、丸、散、膏、丹、露、锭、酒八种剂型之一。膏的含义较广：如以凝而不固称膏方言其形态；如以甘美滑腻为膏指其口味；又如言其作用，以滋养膏润为长。中医膏方是中医药学的重要组成部分，在中医临床实践中起着重要的作用。中医膏方又称"膏滋"，是以养生保健为主要目的的中药膏剂，是由专业医师根据服用人员的体质状态，在中医整体观念与辨证论治思想的指导下，选择适宜药物合理配伍成方，严格按照特定的工艺加工而成，主要用于滋补强壮、抗衰延年、预防疾病、调理身体。

二、中医膏方源远流长

在中国膏方最早可溯源至先秦时期的《山海经》，所载膏方以外用为主，尚无内服的记载。东汉末年是内服膏方的萌芽时期，内服膏方收载甚少，仅处于雏形期。此时膏方以祛邪治病为主，并无补益调理之效。魏晋南北朝时期的膏方已经具有补益作用。隋唐时期，内服膏方及膏方的制作有所发展。宋金元时期的膏方逐渐成熟，除官方的和剂药局外，民间药商亦十分活跃，大力推进了膏方的发展。明清时期是膏方发展的成熟阶段，这一时期膏方的命名、制作更加规范，数量比以前大大增加，临床运用也越来越广泛。近现代以来，中医膏方得到迅速发展，主要表现在膏方的研究、制备、临床应用及膏方专著的出现等。

1 - 先秦两汉时期

膏方在中国有着相当悠久的发展历史，最早出现的外敷膏剂可溯源至先秦时期的《山海经》，其中记载的羊脂类膏剂可涂擦皮肤用来防治皲裂，是外用膏剂的雏形，后来发展为油脂膏。

1973年，湖南长沙马王堆3号汉墓出土的《五十二病方》，约成书于战国时期，是最早记载用膏方治病的医书。该书记载方剂283首，以"膏"命名的膏剂有肪膏、脂膏、久膏、彘膏等，膏方多为外用，而无内服的记载。

《黄帝内经》是中国最早的医学典籍，其中《灵枢·痈疽》篇中记载治疗发于咽喉之疽的豕膏，以及《灵枢·经筋》篇中治疗筋脉弛纵的马膏，均以外涂的方式来治疗外科、伤科疾病，仍未见膏方内服的记载。

1972年在甘肃武威县东汉墓出土的《武威汉代医简》中，载有百病膏药方、千金膏药方、妇人膏药方等3首膏方，方中含有药物4味或7味，这是最早有完整组方及服用方法并以"膏药"命名的膏方，既可外摩，又可内服，用来治疗逆气、喉痹、昏衄等由"恶气"所致之病证。

东汉末年是内服膏方的萌芽时期，"医圣"张仲景在《金匮要略》中所载内服"煎"剂与现代膏方的制法相似，如治疗黄疸的"猪膏发煎"和治疗寒疝腹痛的"大乌头煎"，均记载了详细的制作方法。但此时期的膏方以外敷居多，内服膏方收载甚少。

2 - 魏晋南北朝时期

东晋葛洪所撰《肘后备急方》收载7首膏方，其中裴氏五毒神膏、陈元膏、华佗虎骨膏等兼可外用内服，这些膏方主要以祛邪治病为主，并无补益调理之效。

南北朝时期的膏方已经具有补益作用，陈延之的《小品方》所载的单地黄煎，"主补虚除热，散乳石、痈疽、疮疖"，是目前所发现最早的一首补益膏方。梁·陶弘景在《神农本草经集注》云："疾有宜服丸者，服散者，服汤者，服酒者，服膏煎者，亦兼参用所病之源以为其制耳。"指出"膏煎"为内服的方剂。另外，对膏药的制作也有详细的说明，其中以醋或酒炮制药物及煎煮药的火候、时间、加入散粉药入膏剂的时机等至今仍有重要指导意义。

3 - 隋唐时期

隋唐时期上承汉晋遗风，"膏、煎"分称，内服、外敷皆可称之为"膏"，而内服之膏方，多被称作"煎"。唐·孙思邈的《备急千金要方》所载苏子煎，采用水煎去滓、取汁，然后浓缩的工序与现代膏方非常相似。《外台秘要》之"古今诸家煎方六首"，《广济》之阿魏煎、鹿角胶煎、蒜煎方、地黄煎四首煎方，《小品》之单地黄煎以及《近效》中记载的地黄煎，皆为内服膏方。

隋唐时期，膏方的制作也有所发展。《备急千金要方》中记载："凡合膏，先以苦酒渍，令淹浃，不用多汁。"其制法、给药途径与《肘后备急方》大致相同，内服、外用皆可。这一时期，用苦酒（醋）先浸泡以帮助析出药物的方法已成为主流。

4 – 宋金元时期

宋代"膏"剂逐渐代替"煎"剂，基本沿袭唐代风格，用途日趋广泛。此时期的膏方逐渐成熟，除官方的和剂药局外，民间药商亦十分活跃，大力推进了膏方的发展。《太平惠民和剂局方》与《圣济总录》均收录了许多膏方。这一时期，膏方的制备方法也逐渐完备，或煎清膏，或以蜂蜜收膏，猪脂亦较少使用。

金元时期，李杲的清空膏，朱丹溪的润肺膏、参术膏等均开始以膏命名，以"膏"取代"煎"成为膏方的内服称谓。同时膏方在治疗方面也向多样化的方向发展，扩大了膏方治病的范围。另外，这一时期的内服膏方兼具补益与治疗作用，如《世医得效方》中治消渴的地黄膏及《太平圣惠方》中的神仙服黄精膏、神仙茯苓膏等。同时，此时期代表性的方书中所收载的以滋补强壮、延年益寿的膏方也越来越多。

5 – 明清时期

明清时期是膏方发展的成熟阶段，膏方的命名、制作更加规范，数量比以前大大增加，临床运用也越来越广泛。这一时期的膏方命名趋向正规，"膏"专指滋补类方剂，"煎"指水煎剂。制剂工艺也基本成熟并且固定下来，一般用水煎熬多次，然后浓缩药液，再加入蜂蜜等制作成膏。明代缪希雍在《先醒斋医学广笔记》中曰："膏者，熬成稠膏也。"明代倪朱谟所著《本草汇言》中亦有膏滋制法的论述。明·吴师机在《理瀹骈文》中对膏滋的制备方法进行了详细的论述，如"膏方取法，不外于汤丸，凡汤丸之有效者皆可熬膏"。此时期的膏方应用范围也相应扩大，出现了理脾调中化湿膏、清热养肝和络膏等补泻兼施的综合调理类膏方。

这一时期的医书著作众多，许多医籍中收载了诸多膏方。明·方贤在《奇效良方》中收录膏方甚多，如补精膏、黄精膏等。明·洪基所著《摄生总要》中含诸多膏方，收载了"龟鹿二仙膏"等著名膏方，为后世广泛使用。《慈禧光绪医方选议》中共收录内服膏方28首。清·叶天士在《临证指南医案》中载有膏方相关医案，在《叶氏医案存真》中记载了治疗精血五液衰夺、阳化内风之证以及咳甚呕血吐食之证时，均采用了"进膏滋药"的治疗方法。这一时期，膏方已成为滋润补益类方剂的专用名称，膏方多以"某某膏"命名。明代《景岳全书》所载两仪膏，主治气血两亏、嗜欲劳伤、胃败脾弱、下元不固等症。膏方的组成药物也由简变繁，两仪膏、益母草膏、茯苓膏等膏方仅由一二味药组成，而《张聿青医案·膏方》中收载的膏方所含药物多达二三十味，有的甚至更多，对后世膏方的配伍起到重要的借鉴意义。

6 - 近现代

近现代以来，中医膏方得到迅速发展。首先，人们采用现代科学技术研究膏方，为膏方的科学应用提供了依据；其次，现代中药制剂设备的运用，膏方的制作更加快捷，成本降低；再次，膏方被中医应用于临床，特别是在慢性病的治疗中起重要作用。

许多膏方专著也相继问世，如《膏方大全》《谦斋膏方案》《全国中药成药处方集》及《全国中成药产品集》。近年来，膏方专著的出版亦较多，如颜乾麟、邢斌等编著的《实用膏方》、沈庆法等编著的《中医膏方》及华浩明编著的《冬令滋补进膏方》等。

随着生活水平的提高，人们对健康也越来越关注，目前除了市场上销售的膏方外，更多的人选择冬令服用膏方以达到养生保健及防治疾病的目的，该方式已经成为现代膏方使用的特征。膏方发展的速度也十分迅速，很多著名的药店如同仁堂、胡庆余堂、童涵春堂等均有自制膏方，并且在国内甚至国际上都享有一定的声誉，如首乌延寿膏、葆春膏、十全大补膏等。当代中医人在继承传统膏方的基础上也有所创新，运用膏方调治慢性病也取得了令人满意的效果，使得中医膏方在人类的健康工作中做出了巨大的贡献。

第二节 中医膏方的分类

中医膏方分类方法很多，常见的膏方分类方法包括按照成分分类、按照用法分类以及按照组方分类三种。

一、按照成分分类

1 - 素膏和荤膏

膏方按照是否含有动物类成分可分为素膏和荤膏。素膏一般由中草药组成，因其不含有动物类药物，所以不易发霉，四季均可服用；荤膏中则含有动物类成分如胎盘、鹿鞭等动物药物，所以不易久存，一般冬季服用。

2 - 清膏和蜜膏

膏方按照是否加入蜂蜜可分为清膏和蜜膏。将中药饮片煎煮之后经过浓缩而直接收膏者为清膏；在收膏过程中加入蜂蜜者称为蜜膏（又称"膏滋"），蜜膏较适用于年老体弱、有慢性病者。

二、按照用法分类

膏方按照用法一般分为内服膏方和外敷膏方。

内服膏方，后来被称作膏方，又因其具有滋补作用，也被称为滋补药，广泛地应用于亚健康人群、体质偏颇人群以及内、外、妇、儿等各科疾病人群。

外敷膏方，是中医外治法中常用的药物剂型，除用于外科疮疡、皮肤病外，还应用在内科和妇科等病证中。

三、按照组方分类

膏方按组方一般分为成方膏方和个体膏方两类。

成方膏方指一些名医根据一个地方、一个时期的不同情况，结合个体或疾病特征，依据中医的基本理论，以辨证论治为指导，精心总结其丰富的临床经验，提炼成方，又把这些处方中的治疗药物、调补之品以及糖、胶等相关辅料组合一体，按照严格的工艺流程熬制成膏，固定剂型，批量提供，以供选用。此类膏方能适用于相当一部分人群，疗效较为确定，使用方便，作用较好。

个体膏方是具有丰富临床经验的中医医师，根据患者的症状体征，以中医理论为指导，以辨证论治为基础，精心组织处方，同时选用有针对性的中药药材和胶类、糖类及相关食品，组成一个完整的膏方，再将膏方处方交给符合规定的加工机构进行精心加工、熬制而成的膏滋之剂。个体膏方一人一方，具有明确的针对性。

第二章
膏方的使用及特点

第一节 膏方的适用对象

中医膏方的适用对象主要有三类：一是亚健康人群，如无明显病因的易感疲劳、睡眠不佳、肌肉筋骨慢性疼痛、情绪不振、消化道不适等，予以膏方调理，从而避免和减少疾病的发生与发展；二是体质偏颇人群，因其体内气血阴阳平衡有偏颇，往往存在一定的发病倾向。对于这样的人群，有针对性地进行膏方的调理，可以预防疾病的发生；三是慢性疾病患者，如支气管哮喘、慢性阻塞性肺疾病、高血压、冠心病等疾病患者，在辨证论治的基础上合理选用膏方，可以扶正祛邪，防治疾病。

1 - 亚健康人群

亚健康是健康与疾病之间的一种临界状态，具有不稳定性，既可因调理适当恢复到健康状态，也可因处置不当或疏于调护而发展成各种疾病。现代社会中，人们工作、生活压力大，同时又有各种各样的应酬，导致长期睡眠不足，造成人体的生理功能减退，抗病能力下降，而处于亚健康状态。这就需要适时进行调理，膏方就是最佳的选择。在调理过程中，结合患者的机体状况、有针对性地应用膏方进行调治，使患者机体阴阳恢复平衡，从而预防和减少疾病的发生与发展。

2 - 体质偏颇人群

目前常用的人体体质分类一般将体质分为9种，在中华中医药学会颁布的《中医体质分类与判定标准》中把人体体质分为平和体质、气虚体质、阴虚体质、阳虚体质、湿热体质、痰湿体质、血瘀体质、气郁体质、特禀体质。具有偏颇体质的人，尚未发展为疾病，但因其体内气血阴阳平衡有偏颇，往往存在一定的发病倾向。膏方可根据患者不同体质特点和不同症状、体征而组方，量体用药，有针对性地进行调理，预防疾病的发生。

3 - 慢性疾病患者

膏方可用于多种慢性疾病的防治，如冠心病、高血压、支气管哮喘、慢性胃炎等内科病，痛经、不孕症、产后体虚等妇科病，小儿哮喘、小儿厌食等儿科病，可控制疾病的发作，减轻相关症状。在辨证论治的基础上，合理选用膏方，能起到很好的调治作用。

第二节　膏方的使用特点

膏方的主要作用是扶正补虚、防治疾病、延年益寿，同时也可以用来养生。由于膏方需要长期服用，所以就要求医者辨证准确、选药精当、配伍严谨，不能有偏差。膏方主要有以下几个特点。

1 - 阴平阳秘，以衡为补

中医调理人体主要是利用药物的偏性，调整人体阴、阳、气、血的状态，使其恢复平衡，达到"阴平阳秘，精神乃治"的状态。中、老年人正气衰弱，容易受邪气侵袭，生病之后往往呈现虚实夹杂的病理状态。在膏方运用时应当根据具体情况分类讨论：其有余者，应以祛邪为主；其不足者，应当以固护正气为要；如有虚实夹杂者，又当祛邪与扶正兼顾，不可一味补益。所以膏方选择药物，应根据患者的临床表现，加以行气、活血、滋阴、助阳之品，疏其血气，使其阴阳平衡。

2 - 因人施膏，辨体用药

膏方并非千人一方，而是一人一方，针对性强，用药制膏因人而异。人体体质主要受先天禀赋、后天调养以及心理状态影响。人体年龄、性别、生活地域、先天禀赋、后天调养等各有差异，所以就产生了不同的体质。在制定膏方时，要根据不同人群的身体状况，用药因人而异。如老年人脏腑功能衰退，气血运行缓慢，故多佐行气活血之药；女子以肝为先天，肝气易于郁滞，故宜辅以疏肝解郁之品；阴虚体质之人，多采用滋阴填精之品；阳虚体质之人，多选用补阳益气之药配伍；痰湿体质之人又当注重化痰祛湿。根据体质的不同，选择相应的药物来具体治疗。除此以外，又应根据具体情况，制订相应的治疗方案，辨体选药施膏，以防治疾病。

第三节 膏方与开路药

膏滋进补，消化吸收是关键。一般情况下，对于脾胃功能正常的人，可以适时进补，直接服用膏方，但对于脾胃功能虚弱的人，服用膏方之前需要先服"开路药"。

1- 什么是开路药

为了预防膏方过于滋补导致胃肠壅滞，中医习惯在膏方进补之前，先行煎服1~2周中药汤药，这些中药先膏方而行，因此被形象地称为"开路药"。开路药可健脾助运、消除宿滞（痰湿、瘀血、宿食等），也可试探药物是否过敏。

2- 开路药的选择原则

服膏方前，首先应当给予开路药。经过详问病史，进行辨证分析，开药处方。

对于肠胃功能不佳之人，需要先服用具有健脾助运功用的开路药，使肠胃中的病邪得以清除后，方能进食膏方。而对于脾胃功能正常的人，可以直接服用膏方，做到及时进补。

未曾服用膏方者、生性谨慎或对药物比较敏感者，在服用膏方前，宜先行开路药，以试探药物反应。

患有多种慢性病，如高血压、高脂血症、糖尿病、冠心病、中风等，病情较为复杂，需要用开路药试探其体内虚实，并确定用药的重点。

3- 开路药的作用

开路药主要有以下作用：调理胃肠，利于膏方的消化吸收；试探性调补，观察服药后反应，为医生开出合适的膏方作准备。

"开路药"首要作用是调理脾胃功能。脾胃运化功能不足者常见食欲欠佳、胸胁痞闷、舌苔厚腻等，如直接服用膏方，加重脾胃负担，也会影响膏方的消化吸收，出现各种不适症状。医生一般会在他们正式服用膏方前开一些健运脾胃的药物，为膏方的消化吸收创造条件。

　　"开路药"的另外一个作用是投石问路。如果患者身体虚弱、气血阴阳不足，此时骤然服用大量补药的话，可能导致"虚不受补"，加重病情。这时，医生一般会开一些试探性的药物让患者先服用，如党参、白术、山药、陈皮、山楂、茯苓等性味平和的药物，观察其服用后的反应。若患者在服药后无明显不适，且病情有所好转，则说明可以接受进补，再适当增加补益药物的剂量。如服用开路药后病情不但没有好转，反而加重，则说明患者不能接受膏方进补，不宜贸然使用。

第三章
膏方的制备

第一节　膏方的组成

膏方的组成可分为四部分，即普通中药饮片、精细料（如人参、西洋参、冬虫夏草等）、胶类及其他辅料类。

1- 中药饮片

中药饮片是膏方发挥疗效的主体，膏方中的中药饮片应以优质药材为主，少用草类药、矿物类药，优先选用黄精、玉竹、山药等膏滋析出量大的药物，以利于膏方的成型。

2- 精细料

精细料一般为贵重药物，一般不宜与饮片同煎，以免造成浪费。可用小火另煎浓汁，于收膏时将药汁冲入，或将人参、西洋参、冬虫夏草等研成细粉，于收膏时调入膏中，以物尽其用，充分发挥其药效。

3- 胶类

胶类包括阿胶、黄明胶、龟甲胶、鹿角胶等，是制作膏方的重要基质和赋形剂。胶类药在膏方中起着补益虚损的作用，同时有利于膏方制剂的固定剂型。在一剂膏方中，胶类药的总用量通常为200~500g，以便保证收膏成型的要求。

4- 辅料类

辅料类是指为了改善口感，矫正异味，并有一定辅助治疗作用和收膏作用的一类材料，如饴糖、冰糖、蜂蜜、黄酒等。这些辅料应该根据患者的具体情况，正确适度使用，不能随意滥用。

第二节　膏方的配伍原则

膏方的配伍是在中医理论的指导下，由中医师根据人体的体质或者疾病情况，通过望、闻、问、切的手段综合考察人体的表现来确定相应的治疗方法，选用合适的药物按照一定的配伍结构来组成相应的膏方。膏方的配伍是一个专业的医疗过程，决不能想当然地认为膏方就是补药，从而随意配伍而成。

一、膏方配伍形式

膏方的配伍形式与方剂中药物的配伍相似，主要有单味药物的配伍、多味药物的配伍两种形式。单味药物因其在临床中适应的病症范围较小，故临床中较少使用；常见的配伍形式主要是多味药物的配伍，也就是采用复方的形式来配伍组成膏方。

1 - 单方

单方是使用一味药物制成膏方，如用熟地黄制成治疗肾阴虚证的膏方，用白术制成治疗脾气虚证的膏方；以及单用桑枝制成祛除风湿膏方等。

2 - 复方

复方是使用两味或两味以上药物依据病情、按照一定原则，配伍组成膏方。通过药物之间的配伍可以增强药物功效，或者减弱药物对人体的不良反应，如人参配伍黄芪，可增强补气健脾作用；女贞子配伍旱莲草，可增强滋补肝肾作用等。通过药物之间的配伍又可以减轻不良反应，如术附膏中的蜂蜜，既有甘缓、缓急止疼痛的作用，又可以解除附子的毒性；补气养血膏在运用党参、枸杞子、熟地黄、黄精等滋腻药的同时，佐用少量陈皮理气和胃，来消除滋补药物滋腻碍胃的不良反应。

二、膏方配伍原则

膏方中一般大多使用补益人体气、血、阴、阳的药物，这些药物长期服用会产生滋腻碍胃的不良反应，所以在药物配伍时应当考虑哪些药物配伍在一起能够增强相互作用，哪些药物配伍在一起能够消除不良反应。在配伍时尤应注意以下几个方面。

1 - 重视辨证立法

膏方的制订，切忌"头疼医头，脚疼医脚"，用这种方法开出来的膏方，既未遵循理、法、方、药的辨证理论，又无君、臣、佐、使的配伍规律，患者服后，弊大于利。所以在制定膏方的时候应当重视辨证论治。医者应在中医理论的指导下，从患者复杂的症状表现中，分析其病因、病机从而确立证候，再根据证候确定相应的治疗方法，在治疗方法的指导下选用膏方或者自行配伍组成新的膏方。

2 - 调节脾胃功能

中医理论认为，脾胃在人体中为气机升降之中枢，脾气主升，胃气主降，共同完成调节人体气机升降的作用，同时，脾胃作为人体的"后天之本"，在人体起到运化水液和腐熟水谷的作用，也就是帮助人体消化吸收的作用，所以制定膏方时就要考虑到调节脾胃的功能。服用膏方后，只有正常消化吸收，才能达到补益或者祛邪的目的。所以在制定膏方时，可以配伍健脾养胃之品，或用炒白术，取其焦香健脾之功；或配伍山楂、神曲、麦芽，取其消食化积之效；或用桔梗、枳壳，以调整人体气机升降；也可以配伍辛香之苍术，能够消除补益药物滋补黏腻之性，取其健脾燥湿之功。

3 - 注意通补兼施

运用膏方进补时，不能单纯滋补，也不宜一味地祛邪，应当采取通补兼施、动静相合的方法。如针对中老年人临床上常见的心脑血管疾病，如高血压、高脂血症、糖尿病等，辨证选用"通药"，如用温通之附子，取其温里散寒、振奋心阳之效；用通下之大黄、决明子，取其通腑排毒、降低血脂之功；用通脉之丹参，取其活血化瘀之效等；与补药相配伍，起到培本清源之效。又如民间常用的驴皮膏，服用后经常发生腹胀便溏等不良反应，因其不符合"通补相兼，动静结合"的原则。"动药"多为芳香理气之药，补药为"静药"，只有动静结合，才能做到补而不滞。

另外，四时之气会对疾病产生不同程度的影响，古代医家就有因时制方的思想。如金元四大家之一的李东垣在《脾胃论》中提出："春时有疾，于所用药内加清凉风药，夏月有疾加大寒之药，秋月有疾加温气之药，冬月有疾加大热药，是不绝生化之源也。"注意用药与四时相应，以适应温、热、寒、凉的变化规律。所以结合各个季节的发病特点，则可以在不同的时令，采用相应的药物，随证应变，遵从中医因时制宜的防治原则。

三、膏方配伍结构

1 - 君药——主要作用药物

君药是膏方中针对主证起主要治疗作用的药物，膏方中常以补益药为君，根据体质差异，针对脏腑气血状态进行调治，最终达到阴阳平衡的目的。

2 - 臣药——辅助作用药物

臣药是在膏方中辅助君药起加强治疗作用或者针对主要兼夹病证起治疗作用的药物。一方面臣药可以辅助君药起到加强治疗作用，另一方面又可以针对慢性病证起到调理作用，以改善症状，达到补益祛邪的目的。

3 - 佐药——辅佐药物

佐药有三类，一类是作用与君药相近的药物，以辅助君药治疗一些次要症状，这类药物被称作"佐助药"；二是为了减少药物的偏性及峻烈之性，配伍相应的药物来起到制约君臣药物的毒性，防止不良反应，这类药物被称作"佐制药"；还有一类药物性味与君臣药物相反而作用相成的被称作"反佐药"。在膏方中佐药常起到调理脾胃的作用。由于补药较多不易消化，会影响食欲，所以常常在膏方中加入调理脾胃的药物。常用的调理脾胃的药物如木香、陈皮、鸡内金等。

4 - 使药——引经药物和调和药

使药，一般分为两种，一种是引领其他药物到达病位的药物，被称作"引经药"；另一种是起调和作用的药物，被称作"调和药"。在膏方中，使药多为调和药，如甘草、蜂蜜等；也有引经药，如柴胡、桔梗、升麻等上行药，或牛膝、枳壳等下行药。

第三节 膏方用药剂量

在临床当中运用膏方，一般是在汤剂治疗有效之后，在病情基本稳定的基础上进行使用。膏方药物用量一般是在汤剂用药剂量的基础上增大到10~15倍。由此形成的膏方的药物用量一般在1000g以上，如果额外加上糖或蜂蜜1000g，一共可以熬出膏滋约1400g左右，能够服用一个半月。如果天气较热时，用药剂量应酌情减少。

具体的药物使用剂量问题，古今医家虽然经过很多考证，但至今仍然没有定论。所以可以参照古代方书所载膏方中药物的用量比例，结合现代使用药物的常用剂量，以酌定膏方中的药物用量。

第四节 膏方制备方法

膏方的制作一般要经过浸泡、煎煮、浓缩、收膏、存放等工序。

1-浸泡

将膏方中的配伍药物除胶类药外一起放入洁净的砂锅内，加入适量的水，使药物充分吸收水分膨胀，然后再继续加水至没过药物10cm左右为宜，浸泡24小时。

2-煎煮

将浸泡后的药物先用大火煮沸，再用小火煎煮1小时左右，转为微火煎约3小时，用细纱布滤出药液；再加清水浸润剩下的药渣，再次煎煮，煎法同前，然后滤出第二煎药液，再以此法煎第三煎。将三次煎煮所得药液混合到一起，静置沉淀后再次过滤，以药渣愈少为佳。

3-浓缩

将过滤完的药液倒入砂锅中，进行浓缩。可以先用大火煎煮，加速水分蒸发，并随时撇去浮在上面的泡沫，当药液慢慢变得稠厚之时，改用小火继续浓缩，此时应不断搅拌，防止药汁稠厚时粘在锅底烧焦，一直搅拌到药汁滴在纸上不散开为度，此为清膏。

4 - 收膏

把烊化后的胶类药与糖（以冰糖和蜂蜜为佳）倒入清膏中，放在小火上慢慢熬制，不断搅拌，直至能扯拉成旗或滴水成珠（将膏汁滴入清水中凝结成珠而不散）即可。还可根据需要，将胡桃肉、红枣肉、桂圆肉等一起煎煮取汁，在收膏的同时将药汁放入以发挥其作用。也可以加入备好的药末，如鹿茸粉、人参粉、胎盘粉等，在膏中充分搅拌均匀。

5 - 存放

待收好的膏冷却后，装入洁净的瓷质容器内，用干净纱布遮盖住容器口，先不加盖，待完全冷却之后，再盖上盖子，存放在阴凉的地方。

膏方的制作程序比较复杂，有严格的操作过程，一般不提倡自制。

第四章
膏方的服用、禁忌及保存

第一节　膏方的服用

一、服用时间

1 - 饭前服膏方

一般在饭前30～60分钟时服药。疾病在身体的胸膈以下，在饭前服用可以使药物尽快吸收，药力迅速下达者，宜饭前服。

2 - 饭后服膏方

一般在饭后15～30分钟时服药。疾病在身体的胸膈以上，在饭后服用可以帮助药力上行达病所，宜饭后服。

3 - 睡前服膏方

一般在睡前15～30分钟时服用。补益心脾、养心神的药物宜睡前服。

4 - 空腹服膏方

《备急千金要方》记载："病在四肢血脉者，宜空腹而在旦。"滋腻补益药，宜空腹服，能够使药物迅速进入肠中保持较高浓度而迅速发挥药效。如空腹服用时有肠胃不适的感觉，可在半饥半饱时服用。

二、服用季节

中医膏方四季均可服用，但以冬季最佳，一般以冬至日起45日左右，即初九到六九为最佳时期。如果准备在冬季服用两料膏滋药，则可以适当提前服用。

三、服用方法

一般每日清晨空腹服一汤匙，或早晚空腹各服一汤匙，可用白开水和匀服用；如方中用熟地黄等滋腻药或配料类剂量较大，则膏滋稠黏，难以烊化，则可以隔水蒸化后服用；膏滋也可以含化，即将膏滋含在口中，让膏滋在口中溶化，以发挥药效。

第二节　服用膏方的禁忌

为了达到治疗的目的，要求患者在服用膏方期间忌食某些食物，叫做"忌口"。

服用膏方期间，不宜饮浓茶、咖啡，不宜吃辛辣刺激性食物，以免妨碍脾胃消化功能，影响膏方的吸收。含何首乌的膏方，忌食猪肉、羊血及铁剂，且不能与牛奶同服；服用含有人参、黄芪等补气的膏方时，应忌食生萝卜，以防其破气消导，影响膏方药力。

此外，在感冒、腹泻、慢性病急性发作期、妇女月经期，应暂停服用膏方，待症状缓解或经期后再续服；痛风患者或血尿酸增高者，应尽量避免使用阿胶、鹿角胶、龟甲胶、鳖甲胶等熬制膏滋方，以免病情加重；糖尿病、糖耐量增高及肥胖症者，宜以木糖醇或元贞糖等替代蔗糖；肝病患者服用膏方时，应尽量使炖烊鹿角胶、龟甲胶、鳖甲胶时使用的黄酒酒精全部挥发，以免伤肝。

第三节　膏方的保存

膏方一般需要服用较长的一段时间，为了保证膏方质量使其充分发挥药力，膏方的存放方法尤为重要。

1- 膏方的存放容器

在膏方制作完成后，应让其充分冷却，才可加盖。膏滋药应储存在陶瓷容器中，不宜使用铝锅、铁锅等作容器。盛膏滋药的容器一定要洗净、干燥、消毒，不能留有水分。

2- 膏方的存放条件

存放膏滋药的容器要密封，如果盖子不密封，可加用密封条，或用两层塑料袋包好扎紧。

因为膏滋药服用时间较长，故应放在阴凉处或放置在冰箱里，以防变质。如遇冬令气温连日回升，可隔水高温蒸烊，再晾干冷却。袋装膏滋药以放在冰箱中为宜，每次服用时提前取出，适当加热烊化后服用。

3- 膏方的取用注意

服用膏方时，应先将汤勺洗净、干燥、消毒，放置一只固定的汤匙在罐里。不宜频繁更换汤匙取膏，将水分带进罐里，导致膏方发霉变质，或者不注意卫生，边吃边取，这些很容易导致细菌污染膏方。

第四节　服用膏方常见不良反应及处理

由于开具膏方的医师经验不同，或患者不遵守医嘱服用膏方，或膏方加工程序欠规范等，均可导致患者在膏方服用过程中出现一些不良反应。

一、服用膏方常见不良反应

个别人服用膏方后，产生腹胀、纳呆、腹泻、口腔溃疡、口鼻少量出血、便秘、失眠、多梦、兴奋、多汗等不适症状，或出现皮肤瘙痒、荨麻疹、红斑、红疹等过敏反应，均应暂停服用膏方。

二、常见不良反应的处理

1 - 消化滞缓

服用膏方后，如出现食欲不振、脘腹胀满等状况，应暂停服用膏方，先服用理气健脾药物，再先从小剂量服用膏方，逐步加量。第二年服用膏方前的开路方，应尽可能先调整好胃肠功能。

2 - 内热过重

服用膏方几天后，如出现口苦、鼻衄、面赤、低热、大便秘结等状况，可以煎服清热泻火、解毒通腑药，和膏方一起服用。

3 - 肠道刺激

服用膏方几天后，如出现大便溏薄甚至泄泻，应暂时停服膏方，服用理气健脾的药物，进食清淡、易消化的食物，待脾胃功能恢复后，再从小剂量开始服用，逐步加量。

4 - 咳嗽痰多

服膏方期间如果出现咳嗽、痰多，说明膏方助湿生痰，不能很好地被吸收。这时应停服膏方，先服用理气健脾、化痰祛湿的药物，待症状好转后再服膏方。

5 - 便秘

服膏方后如果出现便秘，也要停服膏方。可以在饮食中增加纤维食物如芹菜、白菜，多喝水，多吃水果蔬菜如黄瓜、香蕉等，或者在晨起时饮用蜂蜜水，一般都能解决问题。然后再从小剂量服用膏方，逐渐增加膏方的服用剂量。

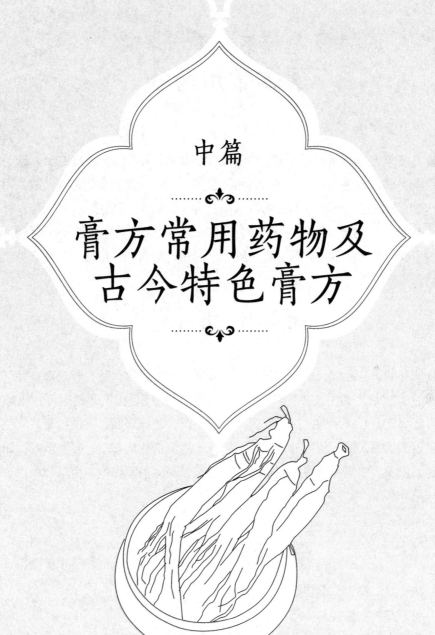

中篇

膏方常用药物及
古今特色膏方

第五章
膏方常用药物

膏方的组方以辨证论治理论为基础，以药物性味归经、功效主治为选药原则，因人制宜，灵活化裁。虽然药物品种繁多，但由于膏方质地黏稠，故其用药多用味厚有形之品，如补气药常用西洋参、人参、党参、黄芪、红景天等；补血药常用当归、熟地黄、阿胶、龙眼肉、何首乌等；补阴药常用石斛、黄精、枸杞、龟甲胶；补阳药常用鹿茸、鹿角胶、紫河车；活血药常用三七、红花等。

第一节　补气药

凡能补助一身之气，以治疗各种气虚病证为主的药物，称为补气药。补气药性味以甘温或甘平为主，多归脾、肺经。适用于神疲乏力，体倦自汗，咳嗽无力，声低少气，心悸怔忡，胸闷气短，食欲不振，脘腹胀满，大便稀溏，面色萎黄，脏器下垂的人群。使用补气药应注意：一是辨清疾病虚实，有实邪者，如感冒初起、痰多、内热者慎用；二是人参、党参、高丽参等参类中药禁与藜芦、五灵脂同用。

◎人参

性　　味： 甘、微苦，微温。

归　　经： 归脾、肺经。

功　　效： 大补元气，补脾益肺，生津，安神益智。

适宜人群： 人参功擅补益五脏之气；一般适用于气短懒言，语声低微，四肢倦怠，食欲不振，面色萎黄，精神不振等人群。

使用注意　不能与藜芦、五灵脂同用。

◎西洋参

性　　味：甘、微苦，凉。

归　　经：归肺、心、肾、脾经。

功　　效：补气养阴，清热生津。

适宜人群：西洋参性凉而补；一般适用于倦怠乏力，身热消渴，干咳气短以及欲用人参而不受人参之温补等人群。

使用注意　本品不宜与藜芦同用。中阳衰微、胃有寒湿者忌服。

◎党参

性　　味：甘，平。

归　　经：归脾、肺经。

功　　效：补中益气，健脾益肺。

适宜人群：党参为调补中气之良品；一般适用于脾肺虚弱，气短心悸，食少便溏，虚喘咳嗽，内热消渴等人群。

使用注意　有实邪者忌服。

◎黄芪

性　　味：甘，微温。

归　　经：归肺、脾经。

功　　效：健脾补中，升阳举陷，益卫固表，利尿，托毒生肌。

适宜人群：黄芪为补益脾肺之要药；一般适用于倦怠乏力，食少便溏，咳喘日久，表虚自汗，疮疡难溃难腐，或溃久难敛等人群。

◎红景天

性　　味：甘，寒。

归　　经：归脾、肺经。

功　　效：健脾益气，清肺止咳，活血化瘀。

适宜人群：红景天有补肺气，养肺阴，健脾益气，活血化瘀之功；一般适用于倦怠乏力，嗜卧，脾虚带下，胸闷咳嗽等人群。

使用注意 服药期间少食辛辣或者刺激性食物。

◎饴糖

性　　味：甘，温。

归　　经：归脾、胃、肺经。

功　　效：补益中气，缓急止痛，润肺止咳。

适宜人群：饴糖功擅补虚建中；一般适用于少气乏力，脘腹疼痛，咳嗽少痰等人群。

使用注意 本品有助湿壅中之弊，湿阻中满者不宜服用。

◎蜂蜜

性　　味：甘，平。

归　　经：归肺、脾、大肠经。

功　　效：补中，润燥，止痛，解毒。

适宜人群：蜂蜜为药食同源之药，能够益气补中，缓急止痛，解毒；一般适用于乏力少气，脘腹疼痛，久咳少痰，便秘等人群。

使用注意 本品助湿壅中，又能润肠，故湿盛中满及便溏者慎用。

第二节 补血药

凡能补血，以治疗血虚证为主的药物，称为补血药。补血药甘温质润，主入心肝血分，适用于面色苍白或萎黄，唇爪苍白，心悸怔忡，失眠健忘或月经后期，量少色淡，甚则闭经的人群。使用补血药应注意：补血药大多滋腻黏滞，故脾虚湿阻、气滞食少者慎用。

◎ 当归

性　　味：甘、辛，温。

归　　经：归肝、心、脾经。

功　　效：补血调经，活血止痛，润肠通便。

适宜人群：当归长于活血补血，调经止痛；一般适用于月经不调，痛经崩漏，周身痹痛，跌仆损伤，痈疽及血虚便秘等人群。

使用注意 湿盛中满、大便泄泻者忌服。

◎ 熟地黄

性　　味：甘，微温。

归　　经：归肝、肾经。

功　　效：补血养阴，填精益髓。

适宜人群：熟地黄甘温质润，补阴益精以生血，为养血补虚、填精益髓之要药；一般适用于面色萎黄，眩晕，心悸失眠及月经不调，崩中漏下等人群。

使用注意 本品性质黏腻，有碍消化，凡气滞痰多、脘腹胀痛、食少便溏者忌服。

◎ 阿胶

性　　味：甘，平。

归　　经：归肺、肝、肾经。

功　　效：补血，滋阴，润肺，止血。

适宜人群：阿胶为血肉有情之品，甘平质润而黏，为补血及止血之要药；一般适用于血虚之面色萎黄，口唇爪甲色淡，出血以及肺阴虚燥咳之燥咳痰少，咽喉干燥，痰中带血等人群。

使用注意　本品黏腻，有碍消化，故脾胃虚弱者慎用。

◎何首乌

性　　味：苦、甘、涩，微温。

归　　经：归肝、肾经。

功　　效：补肝肾，敛精气，壮筋骨，养血气，乌须发。

适宜人群：何首乌为补肝肾，益精血，乌须发之良药；一般适用于精血亏虚，头晕眼花，须发早白，腰膝酸软，遗精等人群。

使用注意　大便溏泄及湿痰较重者不宜使用。

◎龙眼肉

性　　味：甘，温。

归　　经：归心、脾经。

功　　效：补益心脾，养血安神。

适宜人群：龙眼肉擅补脾胃之气，滋心血不足；一般适用于血虚之健忘，怔忡，惊悸失眠等人群。

使用注意　湿盛中满或有停饮、痰、火者忌服。

◎黄明胶

性　　味：甘，平。

归　　经：归肺、大肠经。

功　　效：滋阴润燥，止血消肿。

适宜人群：黄明胶擅补阴养血，消肿止痛生肌；一般适用于咳嗽咯血，乏力，吐衄，崩漏，下痢便血，跌打损伤，痈疽疮毒，烧、烫伤等人群。

第三节 补阴药

凡能滋养阴液，以治疗阴虚证为主的药物，称为补阴药。补阴药性味以甘寒为主，多归肝、肾、肺、胃经，适用于阴液不足之干咳少痰、皮肤干燥、口渴鼻干、饥不欲食、手足抽搐、肠燥便秘以及阴虚火旺之潮热盗汗、五心烦热、头晕耳鸣、心悸怔忡、失眠多梦等人群，多与清热药合用。使用补阴药应注意：补阴药大多有一定滋腻性，故脾胃虚弱、痰湿内阻、腹满便溏者慎用。

◎黄精

性　味：甘，平。

归　经：归脾、肺、肾经。

功　效：补气养阴，健脾，润肺，益肾。

适宜人群：黄精具有补脾，润肺，滋肾，养肝之功；一般适用于肺金气阴两伤之干咳少痰，脾脏气阴两虚之面色萎黄，困倦乏力，口干食少等人群。

使用注意 中寒泄泻、痰湿痞满气滞者忌服。

◎石斛

性　味：甘，微寒。

归　经：归胃、肾经。

功　效：益胃生津，滋阴清热。

适宜人群：石斛功擅滋养胃阴，生津止渴，滋肾阴，降虚火；一般适用于胃热阴虚之胃脘疼痛，牙龈肿痛，口舌生疮以及肾阴亏虚之目暗不明，筋骨痿软等人群。

◎枸杞

性　味：甘，平。

归　经：归肝、肾经。

功　效：滋补肝肾，益精明目。

适宜人群：枸杞为平补肾精肝血之品；一般适用于精血不足所致视力减退，头晕目眩，腰膝酸软，遗精滑泄，耳聋，牙齿松动，须发早白，失眠多梦等人群。

使用注意 外邪实热、脾虚有湿及泄泻者忌服。

◎龟甲胶

性　味：甘、咸，平。

归　经：归肺、肝、肾经。

功　效：滋阴补血，凉血止血。

适宜人群：龟甲胶擅补阴血，清热止血；一般适用于肝肾阴虚所致的头目眩晕，骨蒸潮热，盗汗遗精，肾虚之筋骨不健，腰膝酸软，步履乏力以及阴血不足，心肾失养之惊悸，失眠健忘等人群。

使用注意 胃有寒湿者及孕妇忌服。

◎鳖甲胶

性　味：咸，微寒。

归　经：归肝、脾、肾经。

功　效：滋阴退热，软坚散结。

适宜人群：鳖甲胶长于退虚热，除骨蒸；一般适用于阴血亏虚之骨蒸潮热，阴虚风动之手足瘛疭以及癥瘕积聚等人群。

使用注意 脾胃虚寒、食少便溏者及孕妇慎服。

◎燕窝

性　　味：甘，平。

归　　经：归肺、胃、肾经。

功　　效：养阴润燥，益气补中。

适宜人群：燕窝功擅养肺阴，化痰止嗽；一般适用于虚损之咳嗽痰喘，咯血，
　　　　　吐血，久痢，噎膈反胃等人群。

使用注意 湿痰停滞及有表邪者慎用。

◎蛤士蟆

性　　味：咸，凉，无毒。

归　　经：归肺、肾经。

功　　效：养肺滋肾。

适宜人群：蛤士蟆擅补肺肾之阴；一般适用于虚劳咳嗽，小儿疳积，水肿腹
　　　　　胀，疮痈肿毒等人群。

使用注意 痰湿咳嗽及便溏者忌用。

第四节　补阳药

　　凡能补助人体阳气，以治疗各种阳虚病证为主的药物，称为补阳药。补阳药主入肾经，药性多温热，适用于肾阳虚衰，畏寒肢冷，腰膝酸软，性欲淡漠，阳痿早泄，遗精遗尿，精冷不育或宫寒不孕的人群。使用补阳药应注意：一是火热内蕴有目赤、出血、咳嗽、疮疡、发热等表现者忌用；二是本类药多燥烈，易助火伤阴，故阴虚火旺者忌用。

◎鹿茸

性　　味：甘、咸，温。

归　　经：归肾、肝经。

功　　效：补肾阳，益精血，强筋骨，调冲任，托疮毒。

适宜人群：鹿茸甘咸滋肾，功擅壮肾阳，益精血；一般适用于肾虚精亏所致畏
　　　　　寒肢冷，阳痿早泄，宫冷不孕，小便频数，腰膝酸痛，头晕耳鸣，
　　　　　精神疲乏等人群。

> **使用注意**　服用本品宜从小量开始，缓缓增加，不可骤用大量，以免阳升风动，
> 头晕目赤，或伤阴动血。凡发热者均当忌服。

◎鹿角胶

性　　味：甘、咸，温。

归　　经：归肝、肾经。

功　　效：补益精血，安胎止血。

适宜人群：鹿角胶功擅益血助阳，生精补髓，壮筋健骨；一般适用于肾阳不
　　　　　足，精血亏虚，虚劳羸瘦，吐衄便血、崩漏之偏于虚寒等人群。

> **使用注意**　阴虚火旺者忌服。

◎蛤蚧

性　　味：咸，平。

归　　经：归肺、肾经。

功　　效：补肺益肾，纳气平喘，助阳益精。

适宜人群：蛤蚧长于补肺气，助肾阳，定喘咳；一般适用于虚劳咳喘，咯血，
　　　　　消渴等人群。

> **使用注意**　风寒或实热咳喘忌服。

◎杜仲

性　　味：甘，温。

归　　经：归肝、肾经。

功　　效：补肝肾，强筋骨，安胎。

适宜人群：杜仲长于补肝肾而强筋骨；一般适用于肾虚腰痛，足膝痿弱，胎动不安等人群。

使用注意　本品为温补之品，阴虚火旺者慎用。

◎紫河车

性　　味：甘、咸，温。

归　　经：归肺、肝、肾经。

功　　效：补益肾精，益气养血。

适宜人群：紫河车为血肉有情之品；一般适用于肾阳虚衰、精血不足之足膝无力，目昏耳鸣，男子遗精，女子不孕以及肺肾两虚之咳喘等人群。

使用注意　阴虚火旺者不宜单独应用。

◎冬虫夏草

性　　味：甘，温。

归　　经：归肾、肺经。

功　　效：补肾益肺，止血化痰。

适宜人群：冬虫夏草功擅平补肺肾阴阳；一般适用于肾阳不足，精血亏虚之阳痿遗精，腰膝酸痛以及久咳虚喘，劳嗽痰血等人群。

使用注意　有表邪者不宜使用。

◎狗肾

性　　味：甘、咸，大热。

归　　经：归肾经。

功　　效：暖肾，壮阳，益精。

适宜人群：狗肾擅补肾阳；一般适用于肾阳衰弱所致阳痿，遗精，腰膝痿弱等人群。

使用注意 内热多火者忌用。

◎鹿鞭

性　　味：甘、咸，温。

归　　经：归肝、肾、膀胱经。

功　　效：温补肝肾，壮阳固精。

适宜人群：鹿鞭功擅安五脏，壮阳气；一般适用于肾虚所致腰膝酸痛，耳聋耳鸣，阳痿，宫冷不孕等人群。

使用注意 素体阳盛者慎用。

◎海马

性　　味：甘，温。

归　　经：归肝、肾经。

功　　效：温肾壮阳，散结消肿。

适宜人群：海马功擅温壮肾阳；一般适用于肾阳亏虚之阳痿不举，肾关不固之遗精遗尿以及肾阳不足，摄纳无权之虚喘等人群。

使用注意 孕妇及阴虚火旺者忌服。

◎雪莲

性　　味：甘、微苦，温。

归　　经：归肝、脾、肾经。

功　　效：补肾壮阳，调经止血。

适宜人群：雪莲功擅通经活血，散寒除湿，止血消肿；一般适用于肾阳不足之阳痿，腰膝酸软，妇女崩带，月经不调等人群。

使用注意 孕妇忌服。过量可致大汗淋漓。

第五节　安神药

◎酸枣仁

性　　味： 甘、酸，平。

归　　经： 归心、肝、胆经。

功　　效： 养心益肝，安神，敛汗。

适宜人群： 酸枣仁为养心安神要药；一般适用于心肝阴血亏虚，心失所养，神不守舍之心悸怔忡，健忘，失眠多梦，眩晕等人群。

使用注意 煎服酸枣仁偶可发生过敏反应，可出现大片荨麻疹，全身皮肤瘙痒等症。

◎柏子仁

性　　味： 甘，平。

归　　经： 归心、肾、大肠经。

功　　效： 养心安神，润肠通便。

适宜人群： 柏子仁味甘质润，具有养心安神之功效，富含油脂，还有润肠通便之功；一般适用于心神失养之心悸怔忡、虚烦不眠、头晕健忘等，还适用于阴虚血亏、老年、产后等肠燥便秘的人群。

使用注意 便溏及痰多者慎用。

◎灵芝

性　　味： 甘，平。

归　　经： 归肺、心、脾、肾经。

功　　效：补气安神，止咳平喘。

适宜人群：灵芝能补益肺气，温肺化痰，止咳平喘，补心血，益心气，安心神；一般适用于虚劳咳喘，心悸气短，失眠多梦，不思饮食等人群。

第六节　平肝息风药

凡以平肝潜阳或息风止痉为主，治疗肝阳上亢或肝风内动的药物，称为平肝息风药。适用于惊痫抽搐，头晕神昏，目赤疼痛，手足蠕动，肢体麻木的人群。使用平肝息风药应注意：本类药物有寒凉或温燥之不同，当审清疾病性质后使用。

◎羚羊角

性　　味：咸，寒。

归　　经：归肝、心经。

功　　效：平肝息风，清肝明目，散血解毒。

适宜人群：羚羊角主入肝经，为治惊痫抽搐之要药；一般适用于热极生风之高热神昏，惊厥抽搐，肝阳上亢所致之头晕目眩，烦躁失眠，以及肝火上炎之头痛，目赤肿痛，羞明流泪等人群。

使用注意　本品性寒，脾虚慢惊者忌用。

◎牛黄

性　　味：苦，凉。

归　　经：归心、肝经。

功　　效：化痰开窍，凉肝息风，清热解毒。

适宜人群：牛黄功擅清热解毒，豁痰定惊；一般适用于热病神昏，小儿惊风，癫痫，口舌生疮，咽喉肿痛，牙痛，痈疽疔毒等人群。

使用注意　非实热证不宜使用，孕妇慎用。

◎珍珠

性　　味：甘、咸，寒。

归　　经：归心、肝经。

功　　效：安神定惊，明目消翳，解毒生肌。

适宜人群：珍珠功擅镇心定惊，明目退翳，解毒敛疮；一般适用于心神不宁，心悸失眠，惊风，癫痫，目赤翳障，视物不清，口内诸疮，疮疡肿毒，溃久不敛的人群。

使用注意 脾胃虚寒者慎用。

◎天麻

性　　味：甘，平。

归　　经：归肝经。

功　　效：息风止痉，平抑肝阳，祛风通络。

适宜人群：天麻功擅平肝止痉，祛风除湿；一般适用于惊痫抽搐，眩晕，头痛，肢体麻木，手足不遂，风湿痹痛等人群。

使用注意 气血虚弱较甚者慎服。天麻虽无伤正之弊，但为专攻无补之品，故凡属纯虚所致的眩晕证不宜过量单用。

第七节　活血药

凡以通利血脉，促进血行，消散瘀血为主要功效，治疗各种血瘀病证为主的药物，称为活血药。适用于身体瘀肿疼痛，妇人月经不调，痛经，闭经，产后腹痛以及疼痛日久的人群。使用活血药应注意：活血药通行血脉，容易耗血动血，不适合于女性月经过多患者以及出血证没有血瘀现象人群，对于孕妇应当忌用或慎用。

◎三七

性　　味：甘、微苦，温。

归　　经：归肝、胃经。

功　　效：化瘀止血，活血定痛。

适宜人群：三七擅化瘀血，又擅止血；一般适用于跌打损伤，瘀血肿痛等人群。

> 使用注意　孕妇慎用。

◎番红花

性　　味：甘，平。

归　　经：归心、肝经。

功　　效：活血化瘀，凉血解毒，解郁安神。

适宜人群：番红花功擅凉血活血，安神解毒；一般适用于经闭癥瘕，产后瘀阻，温毒发斑，忧郁痞闷，惊悸发狂等人群。

> 使用注意　孕妇禁服。

◎黄酒

性　　味：苦、辛，温。

归　　经：归肝、胆经。

功　　效：活血祛寒，通经活络。

适宜人群：黄酒功擅活血祛寒，通经活络；一般适用于瘀血内停，跌打损伤等人群。

> 使用注意　不宜空腹饮用。

第八节　收涩药

凡能收敛固涩，治疗各种滑脱证的药物，称为收涩药。本类药物味多酸涩，性温或平，主要用于久病体虚，正气不固，脏腑功能衰退所致的自汗盗汗，久咳虚喘，久泄久痢，遗精滑精，遗尿尿频，崩带不止等滑脱不禁的病证。使用收涩药应注意：收涩药性涩敛邪，故凡表邪未解、湿热所致之泄利，带下，血热出血者，均不宜使用。

◎山茱萸

性　　味：酸、涩，微温。

归　　经：归肝、肾经。

功　　效：补益肝肾，涩精固脱。

适宜人群：山茱萸是平补阴阳、固精止遗之要药；一般适用于肝肾阴虚之头晕目眩，腰酸耳鸣，肾虚精关不固之遗精滑精等人群。

> **使用注意** 本品温补收敛，素有湿热、小便淋涩者忌服。

◎五味子

性　　味：酸、甘，温。

归　　经：归肺、心、肾经。

功　　效：收敛固涩，益气生津，补肾宁心。

适宜人群：五味子味酸收敛，功擅敛肺止咳，敛汗止汗，涩精止遗，涩肠止泻，还可补益心肾；一般适用于久咳虚喘，自汗盗汗，遗精滑精，久泻不止，津伤口渴，心悸失眠多梦等人群。

> **使用注意** 凡表邪未解，内有实热，咳嗽初起，麻疹初期，均不宜使用。

第九节　其他

由于生产和口感需要，除了中药和赋形剂外，膏方中常加入具有一定药效的糖类物质，根据疾病需要选取糖的种类。

◎冰糖

性　　味：甘，平。

归　　经：归脾、肺经。

功　　效：养阴生津，润肺止咳，补中益气，健脾和胃。

适宜人群：冰糖功擅补中润肺，生津益胃；一般适用于少气乏力，倦怠嗜卧，肺燥咳嗽，痰中带血等人群。

> **使用注意** 糖尿病患者禁用。

◎白糖

性　　味：甘，平。

归　　经：归脾、肺经。

功　　效：滋阴润肺，补脾养胃，生津止渴，缓急止痛。

适宜人群：白糖功擅缓中补虚，生津润肺止渴；一般适用于肺燥咳嗽，口干燥渴，中虚腹痛等人群。

> **使用注意** 糖尿病患者禁用。

◎红糖

性　　味：甘，温。

归　　经：归脾、肝经。

功　　效：益气补血，活血化瘀，疏肝，温中驱寒，缓急止痛。

适宜人群：红糖功擅散寒活血；一般适用于脘腹冷痛，痛经，产后恶露不尽，风寒感冒等人群。

> **使用注意** 红糖因杂质较多，不宜直接食用，以开水冲化并滤渣后服为好；有阴虚内热、痰湿夹杂者不宜多服。

◎甜菊糖

　　甜菊糖是从菊科草本植物甜叶菊中精提出来的一种新型天然甜味剂。甜菊糖苷已经在北美洲、南美洲、亚洲以及欧盟各国广泛应用于食品、调味品、饮料等的生产中。中国是世界上最主要的甜菊糖生产国之一。甜度为蔗糖的250~450倍，带有轻微涩味。甜菊糖是天然低热量甜味剂。甜菊糖的热值仅为蔗糖的1/300，摄入人体后不被吸收，不产生热量，是糖尿病和肥胖病患者适用的甜味剂。甜菊糖与蔗糖果糖或异构化糖混用时，可提高其甜度，改善口味。

◎木糖醇

　　木糖醇甜度与蔗糖相当，溶于水时可吸收大量热量，是所有糖醇甜味剂中吸热值最大的一种，故以固体形式食用时，会在口中产生愉快的清凉感。木糖醇不致龋且有防龋齿的作用。代谢不受胰岛素调节，在人体内代谢完全，可作为糖尿病患者的热能源。木糖醇常可作为糖尿病患者的甜味剂、营养补充剂以及辅助治疗剂，木糖醇是体内糖类代谢的中间体，在人体缺少胰岛素，影响糖类代谢的情况下，不需要胰岛素推进，木糖醇也可以透过细胞膜被身体组织利用吸收，促进体内肝糖原的合成，为细胞提供营养以及能量，而且不会引起血糖升高，来帮助消除糖尿病患者服用后的多食、多饮以及多尿的三多症状，是最适合糖尿病患者食用的营养性的糖类替代品。

◎阿斯巴甜

　　按照联合国粮食及农业组织（FAO）/世界卫生组织（WHO）（1984）规定，阿斯巴甜可以用于甜食以及配制高血压、糖尿病、肥胖症等患者的低糖、低热量类的保健食品。阿斯巴甜是一种天然功能性低聚糖，不致龋齿、甜味纯正、吸湿性低，没有发黏现象。不会引起血糖的明显升高，适合糖尿病患者食用。中国规定可用于糕点、饼干、面包、配制酒、雪糕、冰棍、饮料、糖果，用量按正常生产需要。

◎元贞糖

　　元贞糖是用阿斯巴甜、麦芽糊精、罗汉果糖、甜菊糖、甘草提取物等配制而成的食用类糖，它的甜度相当于蔗糖的10倍，而热量仅仅是蔗糖的8%。元贞糖不会增高患者的血糖以及尿糖，元贞糖是一种安全的高甜度、低热量的食用糖，可以用于糖尿病患者，以改善糖尿病患者的生活质量。元贞糖已经成为糖尿病患者的首选替代糖，它作为牛奶、咖啡以及豆浆等饮品的优良、无热量白糖代用品，甜度比较高，而且又相对没有毒副作用，糖尿病患者可以放心地服用，但是元贞糖成本较高。

第六章
古今特色膏方

膏方起源于战国至西汉时期，早期单用动物脂肪或以其他药物掺入动物脂肪制成，至后世逐渐发展为具有完整理论体系、行之有效的复方类膏方。按照其功效与适应人群不同，可分为补益膏方、止咳化痰膏方、安神膏方、祛风湿膏方、清热膏方、调经膏方等。除古籍记载的经典膏方之外，本书还收集了名中医临床常用膏方，按现代疾病分类法进行归纳总结。

第一节　补益膏方

凡以补益药为主组成，具有补益人体气、血、阴、阳等作用，治疗各种虚证的膏方，统称为补益膏方。适用于脾胃虚弱之神疲乏力，面色萎黄，食欲不振，食后腹胀，大便泄泻，或阴血不足之头晕心悸，咽干口燥，失眠多梦，大便秘结，潮热盗汗或肾阳虚衰之四肢不温，腰膝酸软，不孕不育，小便自遗，大便泄泻等人群。

使用补益膏方时应注意：一是此类膏方感冒期间不宜服用；二是凡膏方中有人参、党参、西洋参、高丽参者，服用期间忌食萝卜，以免影响药效；三是补益膏方使用前应辨清虚证类型，对证用药。

◎参术膏
（《古今医统大全》卷四十六）

组　成：人参（去芦）、白术（炒）各240g，薏苡仁（炒）120g，莲肉（去皮心）60g，黄芪（蜜炙）40g，白茯苓（去皮）40g，神曲（炒）20g，泽泻、甘草（炙）各9g。

制　　法：①上药用水适量，煎至水量减半；②去滓，再熬成膏。

功　　用：健脾祛湿。

特色主治：参术膏一般适宜于神疲乏力，面色萎黄，食欲不振，食后易腹胀，大便易泄泻等脾胃虚弱人群。

服　　法：每日1~2次，每次1匙，温开水送下。

使用注意　本品服用期间忌食葱、生萝卜。

[按语] 脾胃虚则气不足，故本方以人参、白术、黄芪补气；中土恶湿，故辅以薏苡仁、茯苓、泽泻渗湿，佐以莲肉补脾止泻，神曲健脾和胃，甘草补气兼调和方中诸药。诸药合用，共奏健脾祛湿之功。

◎ 资生健脾膏

（《慈禧光绪医方选议》）

组　　成：党参60g，白术（炒）45g，广砂仁（小粒，研）30g，木香（研）30g，茯苓（研）60g，陈皮36g，柏子仁（炒）45g，三仙（炒黄）120g，山药30g，紫姜朴30g，小枳实（炒，研）36g，炙甘草15g。

制　　法：①上药以水熬透，滤去滓，再熬浓；②加炼蜜为膏，瓷罐收盛。

功　　用：补脾益气，消导食积。

特色主治：资生健脾膏一般适宜于消化不良，腹胀嗳气，食欲不振，大便困难等脾虚食积人群。

服　　法：每日1次，每次1匙，温开水调服。

使用注意　本品服用期间忌食葱、生萝卜。感冒患者不宜服用。

[按语] 本方为资生丸加减而得。方以参、术、苓、草、山药甘平补脾胃，砂仁、陈皮、紫朴、三仙、枳实辛香调胃气，又以柏子仁润而通之，能补能运，为至和补养之良方。

◎ 地黄羊脂煎

（《外台秘要》卷三十四引《古今录验》）

组　　成：生地汁100g，生姜汁500g，羊脂200g，白蜜500g。

制　　法：①先煎地黄汁，再下羊脂，煎减半，次下姜、蜜；②以铜器盛，着汤中煎令如饴状。

功　　用：滋阴养血。

特色主治：地黄羊脂煎一般适宜于产后乏力短气，咽干口燥，心悸胸闷，失眠多梦，大便秘结等阴血不足之妇人。

服　　法：每日3次，每次1匙，投酒中饮。

使用注意　本品服用期间忌油腻食物。感冒患者不宜服用。另外，凡脾胃虚弱，呕吐泄泻，腹胀便溏，咳嗽痰多者慎用。

[按语] 生地纯阴滋腻，能大补血衰，培补肾水，填骨髓，益真阴；羊脂性温益津，能固肠胃虚脱；蜂蜜解毒和中，能除心腹邪气；以产母素禀燥热，故聚润剂以滋之。姜汁辛散，专行三味之腻。本方具滋阴养血之功，适用于阴血不足者。

◎阿胶膏
（《太平圣惠方》卷六）

组　　成：阿胶150g（捣碎，炒令黄燥，捣末），白羊肾3对（去筋膜，切，细研），杏仁100g（汤浸，去皮尖双仁，麸炒微黄，研如膏），薯蓣100g（捣为末），薤白1握（细切），黄牛酥200g，羊肾脂200g（煮去滓）。

制　　法：①上药相和，于瓷瓶内贮之；②蒸半日，令药成膏。

功　　用：补精养血，滋阴润肺。

特色主治：阿胶膏一般适宜于头晕心悸，面色萎黄，失眠健忘，干咳少气，大便干燥等精血不足人群。

服　　法：每日服1次，每次1匙，以暖酒调下为宜。

使用注意　本品服用期间忌油腻食物，忌食韭菜。感冒患者不宜服用。另外，凡脘腹胀痛、纳食不消、腹胀便溏者不宜服用。

[按语] 诸胶皆补，独阿胶尤妙，能补阴养血止血，用于血虚萎黄，眩晕心悸，心烦不眠，肺燥咳嗽等；薯蓣甘平，主补虚羸，为理虚要品，善疗诸虚；杏仁尚能润肺润肠，与白羊肾、黄牛酥、羊肾脂共成补养之剂；薤白行气散结，使全方补而不滞。诸药合用，共奏补精养血、滋阴润肺之功。

◎两仪膏

（《景岳全书》卷之五十一）

组　　成：人参250g，熟地黄500g，蜜250g。

制　　法：①人参、熟地黄用水浸泡一夜，文火武火煎取浓汁；②然后熬成糊状，加蜜以收膏。

功　　用：补气养血，滋阴生津。

特色主治：两仪膏一般适宜于头晕耳鸣，面色萎黄，身体消瘦，肢软乏力，心悸健忘，病后体虚等气阴两虚人群。

服　　法：每日1～2次，每次1匙，宜饭前服用，温开水冲服。

> **使用注意** 本品服用期间忌油腻食物。感冒患者不宜服用。另外，凡脾胃虚弱，呕吐泄泻，腹胀便溏，咳嗽痰多者慎用。

按语 本方以熟地黄填补肝肾、生精血；人参补心脾、益元气，养阴填精与补益中气同用，一阴一阳，平补气血，一壮水之源，一益气之主，喻如两仪，故名。

◎十全大补膏

（《太平惠民和剂局方》）

组　　成：党参60g，白术（炒）90g，茯苓90g，炙甘草30g，当归90g，川芎60g，白芍（酒炒）90g，熟地黄120g，炙黄芪120g，肉桂30g，蜂蜜150g。

制　　法：①上药加水煎煮3次，滤汁去渣，合并3次滤液，加热浓缩成清膏；②再加蜂蜜150g，文火煎煮，滴水为度，收膏即成，贮瓶备用。

功　　用：温补气血。

特色主治：十全大补膏一般适宜于倦怠乏力，面色萎黄，头晕目眩，食欲不振，自汗盗汗，心悸怔忡，四肢不温等气血两虚人群以及月经不调的妇女。

服　　法：每日1～2次，每次15～30g，温开水调服。

> **使用注意** 本品服用期间忌食葱、生萝卜，忌食辛辣油腻及生冷食品。如遇外感伤风、内伤食滞时停服，病愈后，继续服用。

[按语] 方中人参、白术、茯苓、甘草四味即四君子汤，益气补中、健脾养胃；当归、熟地黄、白芍药、川芎四味即四物汤，养血滋阴、补肝益肾；黄芪大补肺气，与四君子同用，则补气之功更优，加以肉桂补元阳、暖脾胃。诸药合用，共奏温补气血之功。

◎人参养荣膏
（《三因极一病证方论》）

组　　成：人参30g，白术（土炒）30g，茯苓10g，甘草（蜜炙）30g，当归30g，熟地黄10g，白芍（麸炒）90g，黄芪（蜜炙）30g，陈皮30g，远志（制）15g，肉桂30g，五味子（酒蒸）10g。

制　　法：①先将人参加水煎煮3次，煎液过滤，浓缩至适量；②余药加水煎煮2次，合并煎液，静置2日，取上清液；③浓缩后加蜜糖150g，再加入人参煎液，搅匀，浓缩至稠膏即得。贮瓶备用。

功　　用：益气补血，养心安神。

特色主治：人参养荣膏一般适宜于倦怠乏力，食欲不振，失眠健忘，夜卧多梦，身体消瘦，咽干口燥，咳嗽气短，自汗盗汗或疮口难敛等心脾两虚人群。

服　　法：每日1~2次，每次15g，空腹，温开水调服。

使用注意 本品服用期间忌食葱、生萝卜。忌食辛辣油腻及生冷食品。如遇外感风寒，暂停服用，待病愈后，继续服用。

[按语] 方中熟地黄、白芍、当归滋阴补血，人参、白术、茯苓、甘草（四君子汤）、黄芪益气补脾，且可阳生阴长，补气以生血；远志、五味子宁心安神；肉桂鼓舞气血化生；陈皮理气，与诸药同用使全方补而不滞。配合成方，共奏益气补血、宁心安神之功。

◎枸杞子煎
（《外台秘要》卷十七引《张文仲方》）

组　　成：枸杞子1500g，杏仁（去皮尖，研）500g，生地（研，取汁）1500g，人参100g，茯苓100g，天门冬（捣汁，干者为末亦可）

250g，白蜜1000g，牛髓1具，牛酥500g。

制　　法：①上药九味，各依法料理；②先煎汁等如稀饴，纳诸药煎；③后入蜜、酥收膏，如水不散即成。贮瓶备用。

功　　用：补五脏，益气阴。

特色主治：枸杞子煎一般适宜于腰膝酸软，头晕目眩，不孕不育等肝肾阴虚人群。

服　　法：每日1次，每次15g，酒调服或温开水调服。

使用注意 本品服用期间忌食葱、生萝卜、鲤鱼、酢物。忌食辛辣油腻及生冷食品。如遇外感风寒，暂停服用，待病愈后，继续服用。

按语 枸杞子在《神农本草经》中列为上品，性味甘平质润，入肝、肾、肺经，为治疗目疾常用药，擅长补益肝肾。配天门冬、生地、人参（即三才汤），补益肝肾之力倍增，对五脏虚损属气阴不足者最为适宜。

◎归脾膏
（《济生方》）

组　　成：人参、茯神、当归、炒白术各90g，黄芪、龙眼肉、炒酸枣仁各120g，木香、生姜、远志各60g，大枣50g，炙甘草30g，白糖适量。

制　　法：①以上药物加水煎煮3次，每次4个小时，去渣过滤；②把3次煎得药液合并浓缩成清膏；③每30g清膏加上白糖60g，和匀，浓缩收膏。

功　　用：补气养血，健脾安神。

特色主治：归脾膏一般适宜于心悸怔忡，失眠多梦，倦怠乏力，食欲不振等心脾气血两虚人群。

服　　法：每日2次，每次1匙，白开水冲服。

使用注意 心火亢盛、烦躁失眠者不宜服用。

按语 归脾膏是治疗心脾气血亏虚，健忘、失眠、心悸怔忡的常用方。心主神志，为五脏六腑之大主；脾主藏意，其在志为思。方中黄芪、人参、白术性味甘温以补益脾气；龙眼肉补脾气养心血；当归养血活血，与龙眼肉相伍以增强养血补心之功；远志、茯神、酸枣仁养血宁心安神；木香行气醒脾，与补益气血药物合用，补中寓通，补而不滞，滋而不腻。全方心脾同治，气血并补，气血足则神有所养，失眠心悸等症皆消。

◎十珍膏

(《摄生秘剖》)

组　　成： 怀生地240g（酒洗），当归身90g（酒洗），白芍药（炒）60g，知母（盐酒拌炒）60g，牡丹皮（炒）60g，地骨皮（炒）60g，天门冬（去心）60g，麦门冬（去心）60g，人参（去芦）15g，生甘草15g。

制　　法： ①上药切片，入砂锅内，加水共煮3次，过滤，去渣，合并滤液，浓缩；②加炼蜜240g，再熬二三沸，收膏。

功　　用： 滋阴降火，养血清肝。

特色主治： 十珍膏一般适宜于心烦失眠，口燥咽干或口腔溃疡，盗汗遗精，大便干结等阴虚火旺人群。

服　　法： 每日1～2次，每次1匙，温开水冲服。

> **使用注意** 本品服用期间忌食葱、生萝卜。感冒患者不宜服用。另外，凡脾胃虚弱、呕吐泄泻、腹胀便溏者慎用。

◎杞圆膏

(《摄生秘剖》)

组　　成： 枸杞子、龙眼肉各等份。

制　　法： ①枸杞子、龙眼肉，洗净，清水中浸泡半日；②枸杞子、龙眼肉入锅，加水慢火煎熬，共煎3次，去渣；③合并3次滤液，中火浓缩成膏，瓷瓶收贮。

功　　用： 滋阴养血，安神益智。

特色主治： 杞圆膏一般适宜于心悸失眠，面色萎黄，神疲乏力等阴血不足人群。

服　　法： 不拘时频服，每次2～3匙，温开水调服。

> **使用注意** 消化不良、食欲不振者不宜服用。

[按语] 古人称枸杞为"仙人草""西王母杖"，意为天赐之物，功擅滋补肝肾、益精明目。龙眼又名桂圆，性味甘平，益脾阴，滋阴补液，为果中神品。二药合用，共奏补肾润肺、生津养血之功，为肝肾真阴不足者补益之妙药。久服令人益智强筋骨、泽肌肤、驻颜色。

◎麋茸煎

（《太平圣惠方》卷二十六）

组　　成：麋茸150g（去毛，涂酥炙令微黄），清酒250ml。

制　　法：上药一味，研末，以清酒慢火煎成膏。

功　　用：补肾阳，益精血，强筋骨，壮腰膝。

特色主治：麋茸煎一般适宜于不孕不育，神疲乏力，腰膝酸软等肾虚人群。

服　　法：每日1次，每次3~6g，温开水调服。

使用注意 阴虚火旺、血分有热者忌用。

按语 麋茸味甘，性温，无毒，入肾经。其壮阳、补精、强筋、益血之力较强，既可补肾阳，又能填精血，为血肉有情之品。

◎右归膏

（《景岳全书》）

组　　成：熟地黄240g，附子（炮附片）60g，肉桂60g，山药120g，山茱萸（酒炙）90g，菟丝子120g，鹿角胶120g，枸杞子90g，当归90g，杜仲（盐炒）120g。

制　　法：①上药除鹿角胶外，余药加水煎煮3次，滤汁去渣，合并滤液，加热浓缩；②将鹿角胶加适量黄酒浸泡后隔水炖烊，冲入清膏和匀；③加蜂蜜300g，文火煎煮，滴水为度，收膏即成。贮瓶备用。

功　　用：温补肾阳，填精益髓。

特色主治：右归膏一般适宜于年老体弱，腰膝酸软，畏寒肢冷，阳痿遗精，小便自遗，大便易泄泻等肾阳虚衰人群。

服　　法：每日1~2次，每次15~30g，温开水调服。

使用注意 本品服用期间禁食辛辣油腻、海鲜等刺激之物。

按语 方中附子、肉桂、鹿角胶培补肾中元阳，温里祛寒；熟地黄、山茱萸、枸杞子、山药补益肾、肝、脾之阴，阴中求阳；配以杜仲、菟丝子补益肝肾、强壮腰膝，当归养血活血，共助补肝肾精血，诸药合用，以温肾阳为主而阴阳兼顾，肝脾肾并补，妙在阴中求阳，使元阳得以归原，故名"右归"。

◎龟鹿二仙膏
（《医便》）

组　　成： 鹿角（用新鲜麋鹿杀取角，解的不用，马鹿角不用，去角脑梢骨二寸绝断，劈开净用）5000g，龟甲（去弦，洗净，捶碎）2500g，人参450g，枸杞子900g。

制　　法： ①前三味袋盛，放长流水内浸三日，用铅坛一只，如无铅坛，底下放铅一大片亦可；②将角并甲（龟甲）放入坛内，用水浸，高三五寸，黄蜡三两封口，放大锅内，桑柴火煮七昼夜；③煮时坛内一日添热水一次，勿令沸起，锅内一日夜添水五次，候角酥取出，洗，滤净去滓；④另将人参、枸杞子用铜锅以水三十六碗，熬至药面无水，以新布绞取清汁，将滓置石臼水捶捣细，用水二十四碗又熬如前；又滤又捣又熬，如此三次，以滓无味为度；⑤将前龟、鹿汁并参、杞汁和入锅内，文火熬至滴水成珠不散，乃成胶也。

功　　用： 滋阴填精，益气壮阳。

特色主治： 龟鹿二仙膏一般适宜于乏力消瘦，腰膝酸软，阳痿遗精，久不孕育等精血不足人群。

服　　法： 每日1次，初服酒服4.5g，渐加至9g，空心时服用。

> **使用注意** 本品服用期间忌食葱、生萝卜。感冒患者不宜服用。

[按语] 李时珍曰：龟鹿皆灵而有寿，龟首常藏向腹，能通任脉，故取其甲以补心、补肾、补血，皆以养阴也；鹿首常还向尾，能通督脉，故取其角，以补命、补精、补气，以养阳也。此方用鹿角胶补督脉，壮元阳；龟甲养肾阴，益精血；二味相合，能调和阴阳。人参善于固气，气固则精不遗；枸杞善于滋阴，阴滋则火不泄。四药相配，乃气血阴阳交补之剂。

◎补益煎
（《圣济总录》卷第八十九）

组　　成： 生地2000g，生姜250g，生天门冬500g，生藕500g（以上4味锉碎，用生绢袋绞取汁），鹿茸（酥炙，去毛）30g，石斛（去根）30g，菟丝子（酒浸1宿，捣成片子，焙干）30g，牛膝（酒浸1宿，焙干）

30g，黄芪（锉）30g，地骨皮30g，柴胡（去苗）30g，人参30g，白茯苓（去黑皮）30g，肉桂（去粗皮）30g，木香30g，附子（炮裂，去皮脐）30g，酒200ml，牛酥250g，蜜250g。

制　　法：①先将前四味自然汁于银石器内熬耗一半，入好酒又熬去一半，入酥、蜜各250g同熬；②次入另12味药末于汁内，用柳枝不住手搅，以稠厚匙上抄起为度；③于新瓷器内盛，用蜡纸封口。

功　　用：补肝肾，益精血，调阴阳，驻颜润肌。

特色主治：补益煎一般适宜于乏力消瘦，腰膝酸软，食欲不振等肝肾不足人群。

服　　法：每日1次，空腹服1匙，温酒调下。

使用注意 本品服用期间忌食葱、生萝卜。

按语 方中生地、天门冬、石斛滋养阴液，菟丝子、鹿茸、牛膝补肝肾、益精血、强腰膝；人参、茯苓、黄芪、附子、肉桂温补阳气；木香、柴胡、地骨皮疏理肝气、清虚热；牛酥、蜂蜜滋养阴液，藕汁清热生津凉血；生姜调和胃气。诸药合用，肝肾并治，阴阳同补，补泻兼施，适于阴阳不调之证。

◎鹿角胶煎

（《外台秘要》卷三十一引《广济》）

组　　成：鹿角胶1000g（捣碎，作4分，于锅中熬令色黄），紫苏子200g（以酒100ml研滤取汁），生地黄500g（取汁），生姜500g（取汁），黄牛酥100g，白蜜1500g。

制　　法：①上药六味，先煎地黄汁、苏子汁、生姜汁等二十余沸；②次下酥、蜜，又煎三五沸；③再加鹿角胶，搅令相得，胶消尽，煎即成矣。

功　　用：补五脏，益精血，调阴阳。

特色主治：鹿角胶煎一般适宜于倦怠嗜睡，四肢沉重，胸胁胀满，心悸健忘，腰膝酸软，手足烦热等脏腑虚损人群。

服　　法：每日1次，每次1匙，温开水调服。

使用注意 本品服用期间忌食葱及含羊血的食物。

按语 鹿角胶善补精血，壮元阳，与地黄相伍，能调和阴阳；苏子汁、白蜜、黄牛酥皆滋润之品，生姜汁去腥和胃。原著记载本方可补五脏，实骨髓，生肌肉，耳聪目明。

◎旱莲膏

（《古今医鉴》卷九引马翰林方）

组　　成：旱莲草8000g（在六月下半月，七月上半月采，不用水洗），生姜汁500g，蜜500g。

制　　法：①旱莲草扭干取汁，晒五日，不住手搅一午时；②加入生姜汁，蜜和汁同前晒，搅至数日，似稀糖成膏，瓷碗收藏。

功　　用：益肾滋阴，乌须黑发。

特色主治：旱莲膏一般适宜于头发、胡须斑白等肾阴不足人群。

服　　法：每日空腹时，用无灰好酒酌量，加药10ml服。午后又一服。不饮酒者用温开水冲服。

使用注意　本品服用期间忌食葱。感冒患者不宜服用。另外，凡脾胃虚弱，呕吐泄泻，腹胀便溏，咳嗽痰多者慎用。

按语　《本草纲目》指出，旱莲草"乌须发，益肾阴"。另外，其捣汁涂眉发，能促进毛发生长，内服乌发、黑发功效较好。

第二节　止咳化痰膏方

凡以止咳药或者化痰药为主组成，具有止咳平喘、消除痰涎作用，治疗咳嗽的膏方，统称为止咳化痰膏方。适用于肺热壅盛之咳嗽气急，咳痰黄稠，大便秘结，或痰湿阻肺之咳嗽痰多，色白黏稠，或肺燥阴虚之干咳痰少，口渴咽干，或肾气不足之久咳短气，腰膝酸软等人群。

止咳化痰膏方使用时应注意：一是此类膏方使用前应辨明咳嗽虚实、痰之寒热燥湿；二是感冒期间，慎用润肺膏方，以防留邪；三是服用期间忌辛辣刺激、肥甘甜腻、虾腥蟹味之品。

◎地黄煎
(《外台秘要》卷三十一引"近效"方)

组　　成：生地汁2000ml，麦门冬汁5000ml，紫菀90g，贝母90g，款冬90g，生姜汁60ml，炙甘草90g，蜂蜜5000ml。

制　　法：以上药物除生地汁、姜汁、麦门冬汁、蜂蜜外加水适量，煮后去渣，加生地汁、姜汁、麦门冬汁等，煎三十沸，下蜂蜜，煎如饴成膏。

功　　用：养阴润肺，化痰止咳。

特色主治：地黄煎一般适宜于干咳痰少，口干口渴，大便秘结等肺肾阴虚人群。

服　　法：早、晚各1匙，开水冲服。

使用注意 ①湿痰及寒痰咳嗽患者忌用；②脾虚便溏者不宜服用；③本品服用期间忌辛辣刺激、肥甘甜腻、虾腥蟹味之品。

按语 方中麦门冬、生地补养阴液，生地主入肾经，麦门冬主入肺经，二药配伍，滋肺养肾；款冬、紫菀、贝母止咳化痰；生姜和胃散寒；甘草化痰止咳，调和诸药。八味合用，共奏滋补肺肾、养阴润燥功效。原书云"一方有人参三两"。对于肺肾阴虚、咳嗽咯痰肺气上逆患者，可以经常服用。

◎麦门冬煎
(《太平圣惠方》卷九十五)

组　　成：麦门冬（去心）2500g，白蜜250g。

制　　法：麦门冬捣绞取汁，加入白蜜用文火煎煮如饴状。

功　　用：养阴生津，补益心肺。

特色主治：麦门冬煎一般适宜于咳嗽咽干，口渴心烦，大便秘结等心肺阴虚人群。

服　　法：每服半匙，以温酒调下。

使用注意 本品服用期间忌辛辣刺激、肥甘甜腻、虾腥蟹味之品。感冒患者不宜服用。

按语 麦门冬主入心肺胃经，甘寒质润，养阴生津润燥，苦寒又可清热，清心除烦。麦门冬是治疗阴虚咳喘，咽干口渴，心烦，津枯肠燥便秘的要药。该方用麦门冬加蜂蜜煎成饴状，是和缓滋养之方。心肺胃阴虚之患者，均可服用。

◎延年天门冬煎

（《外台秘要》卷十）

组　　成：生天门冬汁500ml，生地汁2500ml，杏仁500g（去皮尖），紫菀90g，贝母90g，通草90g，人参60g，白前60g，百部60g，橘皮60g，炙甘草60g，牛酥200g，蜂蜜500g，白糖150g。

制　　法：以上药物除天门冬汁、生地汁、牛酥、蜂蜜、白糖外，加水煎煮去渣，然后加入生地汁、天门冬汁，煎煮减半；再加入牛酥、蜂蜜等，煎以成膏。

功　　用：养阴补肺，化痰止咳。

特色主治：延年天门冬煎一般适宜于气促干咳，咽干音哑等肺热阴虚人群。

服　　法：每日1匙，开水冲服。

使用注意　本品服用期间忌辛辣刺激、肥甘甜腻、虾腥蟹味之品。感冒患者不宜服用。

按语　肺为娇脏，不耐寒热，若气阴亏虚，肺失宣降则咳嗽、气喘容易反复发作，方中以天门冬、生地、酥养阴补肺，人参、甘草、蜂蜜、糖补益肺气，贝母、紫菀、百部、杏仁、白前化痰止咳，陈皮行气燥湿化痰，通草清热。诸药合用，共奏养阴补肺、化痰止咳之功。

◎金水膏

（《千金要方》）

组　　成：生地300g，山药、麦门冬各200g，天门冬、玉竹、紫菀各150g，款冬花、百合、白芍各100g，广陈皮、茜草、川贝母、知母各50g，炼蜜250g。

制　　法：①川贝母去心，研成极细末以备用；②剩余药物共研粗末，加水煎煮3次，过滤去渣；③把3次滤液合并，中火浓缩成清膏，加蜜收膏；④冷却12小时，将川贝母粉慢慢调入拌匀，收贮备用。

功　　用：润肺化痰。

特色主治：金水膏一般适宜于久咳不愈，痰中带血等人群。

服　　法：每日3次，每次1匙，嘴里噙化，临睡及睡醒时服尤妙。

使用注意 外感咳嗽忌用。

按语 肺属金，肺主通调水道，为水之上源，肺中无水则肺燥，肺燥则津血亏虚。中医认为，肺与大肠相表里，肺燥下移大肠，则大肠亦燥。该方是治疗肺热津燥证之良方。方中生地、天门冬、麦门冬、百合、玉竹滋阴养肺，兼清肺热；贝母、紫菀、冬花止咳化痰；知母、茜草滋阴清肺凉血止血，防止肺热络伤之出血；山药益气补肺，气旺以生津。诸药合用，寒温并用，补中寓消，共奏润肺化痰之功。

◎梨蜜川贝膏
(《太平圣惠方》)

组　　成：大白梨4个，川贝母120g，白蜜250g，白糖250g。

制　　法：①川贝母去心，研为极细粉末；②梨去皮切块，加入水500ml，煮烂取汁；③梨汁、白糖、蜂蜜一同加入，熬成稠厚状，再加入川贝母末，搅匀即可服用。

功　　用：养阴润肺，化痰止咳。

特色主治：梨蜜川贝膏一般适宜于久咳不愈，咽干燥渴等肺阴虚人群。

服　　法：每日2次，每次1~2匙，早、晚用白开水冲服。

使用注意 肺寒咳嗽、痰多色白清稀者不宜服用。

按语 原方主治肺痈，方中梨汁甘凉清润，长于润肺生津，适宜于肺热咳嗽痰多、咽喉疼痛、大便干结者；川贝母性味甘寒，润肺清热，止咳化痰，常于治疗肺虚久咳，痰少以及外感风热，咳嗽咳痰黄稠者，加入蜂蜜、白糖煎膏，诸药合用，共奏养阴润肺、化痰止咳之功。适合久咳不愈、咽干口渴等肺阴虚人群服用。

◎二陈膏
(《太平惠民和剂局方》)

组　　成：制半夏150g，橘红150g，白茯苓90g，甘草45g，蜜适量。

制　　法：半夏、茯苓、橘红、甘草加水煎煮3次，每次30分钟，去渣取汁，混合药汁，小火煎至黏稠如膏，加入蜂蜜继续加热煮沸，待冷后装瓶以备用。

功　　用：燥湿化痰，理气和中。

特色主治：二陈膏一般适宜于咳嗽痰多，色白黏稠，胸闷脘胀，食欲不振等痰湿犯肺人群。

服　　法：每日2次，每次15g。

使用注意　阴虚咳嗽、干咳少痰者不宜服用。

按语　本方是治疗痰湿咳嗽之常用方。方中以半夏燥湿化痰、降逆和胃；橘红理气化痰，气顺则痰自消，二陈即指半夏和陈皮，二味药物以陈久者疗效更佳；茯苓渗湿健脾，脾为生痰之源，湿去脾健，痰无所生；甘草，止咳化痰，调和诸药。诸药合用，共奏燥湿化痰、理气和中之功。

◎羊蜜膏

（《饮膳正要》）

组　　成：熟羊脂、熟羊髓、白蜜各250g，生地汁250ml，生姜汁50ml。

制　　法：①锅内加水适量，先加入羊脂煮沸，然后下羊髓再煮沸，最后加入白蜜、生姜汁、生地汁；②不断搅拌锅内之物，微火煎熬数沸，成膏即可服用。

功　　用：补肾壮腰，润肺止咳。

特色主治：羊蜜膏一般适宜于腰膝酸软，久咳短气等肾虚人群。

服　　法：每日2次，每次1匙，早晨空腹及晚上睡前，用温酒调服。

使用注意　脾虚腹泻者慎用；急性病期间气喘咳嗽者不宜使用。

按语　羊脂性味甘温，润燥补虚；羊髓性味甘平，益阴润肺，补髓泽肌；生地主入肾经，养阴生津润燥；白蜜滋阴润肺止咳。诸药合用，共奏补肾壮腰、润肺止咳之功，善治腰膝酸软、久咳短气等患者。

◎杏仁煎膏

（《瑞竹堂经验方》）

组　　成：胡桃肉、杏仁各等份，炼蜜适量。

制　　法：①将杏仁去皮、尖，与胡桃肉共研以为膏；②炼蜜加热熔化，与杏仁胡桃膏搅拌均匀，即可服用。

功　　用：润肺化痰，补肾降气。

特色主治：杏仁煎膏一般适宜于久咳气喘，大便秘结等人群。

服　　法：每日1次，每次1匙，睡前用姜汤冲服。

使用注意 杏仁分为甜杏仁和苦杏仁。甜杏仁无毒，而苦杏仁中含有 3% 的苦杏仁苷，如果大量服用，会产生氢氰酸引起呼吸中枢抑制而中毒，所以平时保健，一般选用甜杏仁；杏仁润肠通便，对于脾胃虚寒腹泻人群不宜使用。

按语 杏仁性温，味甘而苦，有很好的止咳定喘、润肠通便之功。胡桃肉的营养价值比鸡蛋和牛奶还高，是滋补强身的最佳食品，被誉为长寿果；胡桃，温肾助阳，润肠通便，温肺平喘；生姜性味辛温，解表散寒，温肺止咳；胡桃肉与杏仁相伍成膏，用姜汤送服，共奏润肺化痰、补肾降气之功，适宜于呼吸道感染等呼吸系统疾病以及肠燥便秘等人群服用。

◎ 通声膏
(《证治准绳》)

组　　成：党参、五味子、肉桂、杏仁、款冬花、木通、石菖蒲、竹茹、大枣肉、白蜜、酥各150g，生姜汁150ml，细辛10g。

制　　法：①杏仁去皮尖、研细如泥；②党参、肉桂、五味子、款冬花、竹茹、石菖蒲、细辛、木通共研粗末，加水煎熬去渣；③药液中加入杏仁泥、白蜜、酥、大枣肉、姜汁，再次煎煮，收膏瓷器贮藏备用。

功　　用：润肺利咽。

特色主治：通声膏一般适宜于声音嘶哑，咳嗽气促等气阴不足人群。

服　　法：每日2次，每次1匙，含咽之。

使用注意 外感所致的声音嘶哑、咽喉不利者不宜使用；阴虚火旺之盗汗潮热也不宜使用。

按语 方中党参补益脾气；肉桂温补阳气，引火归原；石菖蒲祛湿化浊开窍，善治咽喉痰湿之邪；木通清心火、利小便；五味子敛肺止咳；竹茹清肺化痰；

细辛通利鼻窍；款冬花、杏仁降气止咳化痰；白蜜、酥生津润肺；生姜、大枣调和脾胃。诸药合用，寒温并用，温中有润，泻中有补，共奏润肺利咽之功。适宜于肺之气阴不足、咳嗽气促人群服用。

◎八仙膏
(《万病回春》)

组　　成： 生藕汁、萝卜汁、生姜汁、竹沥、梨汁、白果汁、甘蔗汁、蜂蜜各等份。

制　　法： 将以上8种汁搅拌均匀，放入碗内，上笼蒸熟，瓷罐或瓶中存贮备用。

功　　用： 清热化痰，养阴生津。

特色主治： 八仙膏一般适宜于咳嗽气急，咳痰黄稠，大便秘结等人群。

服　　法： 任意食之。

> **使用注意** 脾虚腹泻者不宜服用。

[按语] 方中大部分为药食同源之品，生藕汁养阴生津润肺，配伍甘蔗汁、蜂蜜，药效更佳；竹沥性味甘寒，清热化痰；生姜性温，与竹沥合用，既可增强竹沥化痰之功，又可防止竹沥寒凉伤及脾胃；白果收敛肺气，止咳化痰；萝卜汁、梨汁，润肺清热，止咳化痰。诸药合用，共奏清热化痰、养阴生津之功，对于慢性支气管炎属于痰热兼有津伤证者疗效较好，该方药性平和，适合长时间服用。

◎杏仁膏
(《奇效良方》)

组　　成： 紫苏子、杏仁、阿胶各100g，酥150g，白蜜500g，生姜汁70ml。

制　　法： ①杏仁炒至微黄研细；②阿胶捣碎，炒黄为细末；③苏子微炒研细；④以上药物搅拌均匀，放入砂锅内，用小火煎煮成膏备用。

功　　用： 润肺止咳，清热化痰。

特色主治： 杏仁膏一般适宜于干咳痰稠或咯血，大便秘结等人群。

服　　法： 每日3次，每次1匙，开水冲服。

使用注意 感冒咳嗽不宜服用；肺寒咳嗽痰多、色白清稀者忌用。

按语 杏仁主入肺经，味苦降泄，肃降肺气，止咳平喘；紫苏子性主降，长于降肺气、化痰涎，二药均兼有润肠通便之功；阿胶滋阴润肺，补血兼以止血；蜂蜜既能补气益肺，又能润肺止咳；酥有滋阴润燥生津之功，适合体质虚弱人群使用；配以生姜化痰止咳。诸药合用，共奏清热化痰、润肺止咳之功。

◎桑白皮膏
（《奇效良方》）

组　　成：炙桑白皮500g，杏仁泥、麦门冬、款冬花各100g，茯苓、黄芩、川贝母、升麻各200g，白芍150g，白羊肺1具，白蜜400g，生地汁400ml。

制　　法：①把羊肺洗净，洗时将清水灌入羊之肺管中，用手轻轻拍打羊肺，倒去脏水，再次灌洗，反复多次，直到羊肺呈现白色为度；②将桑白皮、麦门冬、川贝母、款冬花、黄芩、茯苓、白芍、升麻洗干净，在清水中浸泡半日；③羊肺与诸药一同加入锅中，加水煎煮至肉烂，去渣取汁，在药汁中加入生地汁、杏仁泥、蜜，小火煎煮，收膏贮存备用。

功　　用：清肺化痰，止咳平喘。

特色主治：桑白皮膏一般适宜于久咳痰黄，时有咯血等肺热咳嗽人群。

服　　法：每日3次，每次1匙，口中含化为佳。

使用注意 忌生冷、油、醋、鱼、蒜；肺寒咳嗽、痰多清稀者忌用。

按语 桑白皮性寒，味甘，有泻肺平喘、行水消肿之功，黄芩主入肺经，善清泻上焦肺火，治疗肺热咳嗽气喘，常与桑白皮配伍合用；川贝母、杏仁、蜂蜜润肺止咳，降气化痰；中医有"以脏补脏"之说，肺虚者适合多服食动物之肺脏，故方中配伍性味甘平之羊肺，以补肺气、利小便，诸药合用，共奏清肺化痰、止咳平喘之功。

◎清金膏
（《寿世保元》）

组　　成：天门冬240g，葛粉120g，麦门冬、杏仁（去皮）、贝母各120g，蜂蜜500g。

制　　法：①将天门冬、麦门冬、贝母、杏仁共研粗末，加清水适量煎煮3次，去渣取汁；②合并3次煎取之药液，小火煎熬浓缩至2500ml；③加入蜂蜜、葛粉，共同熬制成黏稠膏，瓷瓶中贮存备用。

功　　用：养阴润肺，化痰止咳。

特色主治：清金膏一般适宜于久咳痰黏，咽燥口干等肺阴虚人群。

服　　法：每日不拘时候，频频服之。

使用注意 急性呼吸道感染引起的咳嗽不宜服用；慢性咳嗽、痰多色白者忌用。

按语 方中麦冬性味甘寒，主入肺经，养肺阴，清肺热；天冬，甘润苦寒之性较强，其养肺阴、清肺热的作用强于麦冬，两药配伍，常用于阴虚肺燥有热之干咳痰少、咽痛音哑等症；杏仁、贝母润肺止咳化痰；葛粉性味甘凉，生津止渴，诸药合用，共奏养阴润肺、化痰止咳之功，常用于慢性呼吸系统疾病属于肺阴虚证者。

◎银杏膏

（《寿世保元》）

组　　成：白果、胡桃肉、陈细茶各200g，蜂蜜250g。

制　　法：①白果去皮捣烂；②陈细茶焙为细末；③胡桃肉捣烂；④将白果、胡桃肉、陈细茶、蜂蜜4味药物搅拌和匀，入锅内，小火煎熬成膏备用。

功　　用：止咳定喘，润肺化痰。

特色主治：银杏膏一般适宜于年老久咳，胸闷气喘等人群。

服　　法：每日3次，每次1匙，白开水调服。

使用注意 白果有毒，不可多用，小儿尤当注意，过食白果可致中毒。白果性善收敛，故感冒所致的急性咳嗽不适合使用。

按语 白果即银杏，宋初白果为贡品，赐名银杏，其性涩而收敛，能敛肺定喘，且兼有化痰之功，是治疗咳嗽气喘明显，兼有咳痰的常用药物。胡桃肉长于补肺肾、定咳喘，蜂蜜养阴生津润肺，茶叶清热。诸药配伍合用，共奏止咳定喘、润肺化痰之功。

◎清肺抑火膏
(《寿世保元》)

组　　成：黄芩750g，大黄600g，栀子、天花粉、桔梗各400g，苦参、知母各300g，前胡、黄柏各200g，白蜜适量。

制　　法：①以上药物均切碎，放入锅内，加水煎煮4小时，共煎煮3次，去渣取汁，药液合并，中火煎熬浓缩而成清膏；②每份清膏1份，加炼蜜2份和匀，微煎，收膏即成。

功　　用：清热通便，止咳化痰。

特色主治：清肺抑火膏一般适宜于咳嗽痰黄，口干咽痛，大便秘结等肺热壅盛人群。

服　　法：每日2次，每次1匙，温开水冲服。

> **使用注意** 肺寒咳嗽、肺虚咳嗽人群以及脾胃虚寒人群不宜服用。

[按语] 方中黄芩、栀子、知母清热泻火解毒，皆可入肺经，善清肺热；苦参、黄柏，清热解毒燥湿；肺与大肠相表里，故加大黄泻火通便，导肺热下行，从大便而下。前胡、桔梗宣降肺气，止咳化痰；天花粉主入肺经，既可清热泻火，又可生津润燥。诸药合用，共奏清热通便、止咳化痰之功。该方中黄芩、栀子、知母、黄柏、苦参、大黄均为苦寒之性，故清热泻火之功显著，非肺部实火实热所致之咳嗽不能使用该方。

◎雪梨膏
(《医学从众录》)

组　　成：雪梨20个，藕1000g，萝卜1000g，麦门冬100g，生地100g，白茅根100g，蜂蜜250g，饴糖150g，生姜50g。

制　　法：①麦冬、生地、白茅根加入适量水煎取汁；②藕、萝卜、生姜捣碎取汁；③雪梨去皮，捣如泥取汁；④诸汁混合，煎至浓稠，加入蜂蜜、饴糖，熬至黏稠状，入瓷器收藏备用。

功　　用：养阴生津，清热凉血，润肺化痰。

特色主治：雪梨膏一般适宜于干咳久咳，声音嘶哑，大便秘结等肺热人群。

服　　法：每日2次，早、晚各1～2匙，含咽。

使用注意 肺寒咳嗽、痰多清稀色白者不宜服用。

[按语] 方中雪梨、蜂蜜、萝卜、藕均为药食同源之品，其中雪梨、蜂蜜功擅润
肺清热，止咳化痰；萝卜清热降气消食、止咳化痰；藕清热止血，兼可
化瘀；生地、白茅根、麦冬养阴生津，清热凉血止血；配以姜汁，止咳
化痰，还可使该方补而不腻。诸药配伍合用，共奏养阴生津、润肺清热、
化痰止咳之功。

◎秋梨膏
（《医学从众录》）

组　　成：秋梨、浙贝母、麦门冬、青萝卜、鲜藕、蜂蜜各适量。

制　　法：①将秋梨、青萝卜、鲜藕，分别洗净，切碎，取汁；②贝母、麦门
冬加水煎2次，去渣取汁，混合所煎得药汁；③以上诸药放入锅中，
小火煎煮至黏稠；④在煎膏中加入1倍剂量的蜂蜜，继续加热至沸腾
关火，待放凉后装瓶以备用。

功　　用：养阴生津，止咳化痰。

特色主治：秋梨膏一般适宜于干咳短气，痰少而稠，咽干口燥，声音嘶哑等肺
阴虚人群。

服　　法：每日2次，每次15g，温开水送服。7～14岁儿童服成人1/2量，3～7
岁服成人1/3量。

使用注意 ①感冒咳嗽、寒性咳嗽不宜服用；②服用本膏期间忌食辛辣之品。

[按语] 方中秋梨甘寒生津，止咳化痰；浙贝母清肺化痰，麦门冬甘寒补肺阴，相
伍有清热润燥、止咳化痰之效；鲜藕生津止渴，兼能止血，以防肺热出血；
青萝卜善能行气化痰。诸药合用，共奏养阴生津、止咳化痰之功。

◎梨蜜膏
（《本草求原》）

组　　成：鸭梨1500g，生姜250g，蜂蜜适量。

制　　法：①将鸭梨、生姜分别切碎，取汁；②取梨汁放于锅内，小火煎至黏

稠；③在膏中加入姜汁及1倍剂量的蜂蜜，继续加热至沸腾，然后停火，待冷却后装瓶以备用。

功　　用： 润燥化痰，清肺止咳。

特色主治： 梨蜜膏一般适宜于干咳久咳、少痰、咽干口燥等人群。

服　　法： 每日数次，每次1汤匙，以沸水冲化，代茶饮用。

使用注意 ①湿痰及寒痰咳嗽患者忌用；②脾虚便溏者不宜服用。

[按语] 本方所主之燥痰咳嗽之证，为阴虚肺燥所致。燥热伤肺，故痰少滞涩；肺失清肃，故久咳不止。治宜清热润肺、化痰止咳，热清燥润则痰自化，清肃下降则咳逆自止。梨性寒，味甘，为清热润肺、化痰生津之佳品。蜂蜜性平，味甘，亦有润肺、化痰、止咳之功。生姜辛温宣散，意在防止梨、蜂蜜寒凉伤胃。三物合用，润肺化痰、清肺止咳，对燥热痰嗽疗效显著，多用于肺热燥咳，阴虚肺结核之久咳痰少、咽干口燥等。

◎ 加味枇杷膏
（《慈禧光绪医方选议》）

组　　成： 枇杷叶25、30kg（干鲜俱可，如不咳嗽不用），大梨2个（要深脐的，去皮心，切碎），蜜半杯（先熬滴水成珠，如大便溏泻不用），大枣8两（或黑圆枣，或徽枣均可。煮熟，乘热去皮），建莲肉4两（不去皮）。

制　　法： 先将枇杷叶放锅内，用清水多煎几滚，取汤用绢淋清汁，其煎过之枇杷叶弃之不用。后将梨、枣、莲肉、蜜同放锅内，铺平，然后将枇杷叶煎的清汁淹满略高些，盖好，煮半枝线香翻转，再煮半枝线香，用瓷罐收好。

功　　用： 润肺止咳，清肺化痰，养血健脾。

特色主治： 加味枇杷膏一般适宜于久咳痰黄，乏力倦怠等人群。

服　　法： 随意温食。

使用注意 ①湿痰及寒痰咳嗽患者忌用；②脾虚便溏者不宜服用。

[按语] 本方以清肺止咳、降逆止呕的枇杷叶为主药，止咳化痰宜蜜炙使用；辅以梨，可增强清热化痰、生津润燥之功；配以大枣、莲肉，具有养血、宁心、健脾之效，诸药合用，共奏润肺止咳、清肺化痰之功。

第三节 安神膏方

凡以安神药为主组成，具有安神定志的作用，治疗神志不安病证的膏方，统称为安神膏方。适用于心悸怔忡、失眠健忘等人群。

安神膏方使用时应注意：一是此类膏方感冒期间不宜服用；二是金石类安神膏方不宜久服，平素脾胃虚弱者慎用；三是服用期间忌辛辣刺激之物，忌浓茶、咖啡。

◎仙方凝灵膏

（《千金翼方》卷十三）

组　　成：茯苓18000g，松脂12000g，松子仁6000g，柏子仁6000g。

制　　法：上药四味，共研细末，捣筛，加白蜜6000g入铜器中，微火煎之。一日一夜成膏。

功　　用：养心安神，润肠通便。

特色主治：仙方凝灵膏一般适宜于失眠健忘，大便秘结等人群。

服　　法：每日1匙，开水冲服。

> **使用注意** 本品服用期间忌辛辣刺激之物，忌浓茶、咖啡。感冒、腹泻患者不宜服用。

按语 方中茯苓主入心经，补益心脾而宁心安神；柏子仁味甘质润，药性平和，主入心经，养心安神，兼可润肠通便，多用于心阴不足、心血亏虚以致心神失养之心悸怔忡、虚烦不眠、头晕健忘等症；伍以松脂、松子仁，功擅养心祛风安神。诸药合用，共奏养心安神、润肠通便之功。

◎宁志膏

（《普济本事方》）

组　　成：酸枣仁30g，党参30g，辰砂（水飞）15g，乳香0.3g，蜂蜜250g。

制　　法：以上药物共研细末，炼蜜成膏。

功　　用：宁心安神。

特色主治：宁志膏一般适宜于心悸怔忡，失眠健忘等气血不足人群。

服　　法：每服1匙，开水冲服。

使用注意 **本品服用期间忌辛辣刺激之物，忌浓茶、咖啡。忌食葱、生萝卜。感冒患者不宜服用。**

按语 心主血脉，心主神志，气血不足，不能养心，故见心悸怔忡、失眠健忘等症。方中党参益气养血，以安心神；酸枣仁养心阴，益肝血而安神；配以质重而镇之辰砂，以镇心安神；少佐乳香，活血行气，调畅血行，以助安神。诸药合用则心窍清明，凡中老年气血不足之失眠健忘、怪梦频作、心悸忧郁等症，疗效显著。

◎磁朱膏
（《千金要方》）

组　　成：神曲120g，磁石60g，朱砂30g，炼蜜适量。

制　　法：①上三味研为细末；②药末中入炼蜜搅拌均匀，瓷瓶贮存。

功　　用：重镇安神，益阴明目。

特色主治：磁朱膏一般适宜于视力下降，视物模糊，耳鸣耳聋，心悸失眠等人群。

服　　法：每日2次，每次6g，空腹时用米汤或温开水冲服。

使用注意 **感冒患者不宜服用。脾胃虚弱、呕吐泄泻、腹胀便溏者禁用。**

按语 中医认为听力、视力功能正常，有赖于五脏六腑之精气上输耳目，肾精充沛，则听觉、视觉正常。如肾精不足，精气不能上行营养头目，则耳鸣耳聋、视物不明；如肾中阴精充足，能上济于心，以防心火过旺；若肾阴不足，心火上炎，心神不宁，则出现心悸失眠等症。方中磁石性微寒、味辛而咸，入肾经，益阴敛浮阳、重镇安神；朱砂甘寒质重，重可镇怯，寒能清热，专入心经，既可重镇安神，又可清心安神；磁石、朱砂不宜消化，而且易伤脾胃，故配伍神曲健脾和胃；蜂蜜味甘补益脾胃，缓和药力。诸药合用，共奏益阴潜阳、安神明目之功。

◎朱砂安神膏
（《医学发明》）

组　　成：朱砂10g，甘草165g，黄连180g，当归75g，生地黄75g。

制　　法：①朱砂单独研细；②余四味药共为细末，用水调匀，上笼蒸透即可。

功　　用：镇心安神，清热养血。

特色主治：朱砂安神膏一般适宜于烦躁心悸，失眠多梦，口腔溃疡等心火上炎人群。

服　　法：每日临睡前1次，每次取药膏20g，用温开水冲泡，送服朱砂粉1g。

使用注意：①服药后忌服咖啡、浓茶等，以免影响安神之药效；②朱砂为含有硫化汞的矿物质，不宜多服或久服，以防汞蓄积中毒。

按语 本方专为心火亢盛，灼伤阴血所致失眠而设。心主神志，心火亢盛则心神被扰，阴血不足则心神失养。方中朱砂甘寒质重，专入心经，既能重镇安神，又能清心火；黄连苦寒，主入心经，清心泻火，以除烦热，伍以生地之甘苦寒，以滋阴清热；当归之辛甘温润，以补血，当归合生地滋补阴血以养心；炙甘草调药和中，防止黄连之苦寒、朱砂之质重碍胃。诸药配伍，共奏镇心安神、清热养血之功。

◎柏子养心膏
（《体仁汇编》）

组　　成：柏子仁120g，枸杞子90g，当归、麦门冬、石菖蒲、茯神各50g，玄参、熟地黄各60g，龙眼肉、炼蜜各适量。

制　　法：龙眼肉加清水煎，取汁备用；余药研为细末；炼蜜与药末搅拌均匀。

功　　用：滋阴养血，补心安神。

特色主治：柏子养心膏一般适宜于心悸失眠，多梦盗汗，皮肤干燥等阴血不足人群。

服　　法：每日2次，每次10g，用龙眼汤冲服。

使用注意 服药期间忌大蒜、白酒、咖啡等刺激性食物。

按语 本膏为心血不足所致失眠、心悸、神疲等症而设。方中柏子仁性平，味甘，养心气，润肾燥，安魂定魄，益智宁神，多用于阴血不足、心神失养之心悸、虚烦、失眠等症；熟地黄、当归入血分以养血补心；玄参、麦门冬甘寒清润，增强养阴宁心的功效；枸杞补肾阴、益精血；石菖蒲、茯神安定神志；龙眼肉补益心脾、养血安神，是治疗血虚失眠的常用药物。诸药合用，共奏滋阴养血、补心宁神之功。

◎天王补心膏
（《摄生秘剖》）

组　成： 人参、五味子、丹参、远志、白茯苓、玄参、桔梗各50g，当归身、麦门冬、天门冬、酸枣仁、柏子仁各90g，生地120g，朱砂10g，炼蜜适量。

制　法： ①当归、生地以酒洗；②远志、天冬、麦冬去心；③丹参、柏子仁、玄参放入锅中略炒；④上述药物除朱砂外放入锅中，加水共煎煮3次，去渣取汁；⑤将3次取汁用小火煎熬，加入炼蜜，煎至黏稠，拌入朱砂备用。

功　用： 滋阴养血，补心安神。

特色主治： 天王补心膏一般适宜于心悸失眠，手足心热等阴血不足人群。

服　法： 本膏为10日量，每日2次，每次1大匙，白开水冲服。

使用注意 方中滋阴之品较多，故对脾胃虚弱、纳食欠佳、大便溏薄者，不宜长期服用。

[按语] 方中重用甘寒之生地黄，主入心、肾经，滋阴养血，壮水以制虚火；天冬、麦冬滋阴清热；柏子仁、酸枣仁养心血，安心神；当归养血润燥；玄参滋阴降火；茯苓、远志养心安神；人参补气以生血，并能安神益智；五味子酸以敛心气，以安心神；丹参清心活血，补而不滞；朱砂镇心安神；桔梗为舟楫之药，载药上行以使药力缓留于上部心经，诸药合用，共奏滋阴养血、补心安神之功。适应于心肾两亏，阴虚血少，虚火内扰所致之失眠。

◎不寐膏
（《陈莲舫先生医案》）

组　成： 阿胶、龟甲胶各100g，湘莲子50g，生地、制何首乌、淡苁蓉、丹参、茯神、龙眼肉、白木耳各15g，焙枸杞、酸枣仁、沙苑子、蒺藜、川杜仲、橘络、麦门冬、制半夏、潞党参各10g，西洋参、红参、佛手花各6g，范志曲12g，沉香屑3g。

制　　法：①阿胶、龟甲胶加水浸泡，烊化；②红参、西洋参加水煎煮，去渣取汁备用；③将其余药物洗净切碎，加水共煎煮3次，过滤后将3次滤液合并浓缩；④合并参汁、药汁，中火浓缩成膏，兑入龟甲胶液、阿胶液，搅拌均匀，浓缩收膏以备用。

功　　用：健脾补肺，宁心安神。

特色主治：不寐膏一般适宜于失眠多梦，心悸健忘，消化不良，食欲不振等心脾两虚人群。

服　　法：每日2次，每次1匙，温开水调服。

使用注意 内热较甚而致口渴、便秘者，可去掉红参。感冒人群不宜服用。

按语 方中红参、西洋参、党参、莲子益气健脾；半夏、橘络，燥湿行气化痰；龙眼肉、茯神、枣仁，养心血安心神；沉香、范志曲降气开胃；麦门冬、生地、何首乌、枸杞子、阿胶、龟甲胶、白木耳滋阴养血；蒺藜平肝疏肝；沙苑子、杜仲、肉苁蓉补益肝肾；丹参活血安神。诸药合用，共奏健脾补肺、宁心安神之功。

第四节　祛风湿膏方

凡以祛风胜湿药为主组成，具有祛风胜湿、化痰通络作用，治疗风湿痹痛的膏方，统称为祛风湿膏方。适用于手足拘挛，麻木不仁，风湿关节疼痛，口眼歪斜，半身不遂等人群。

祛风湿膏方使用时应注意：一是此类膏方大多药性辛燥，内热偏胜者不宜服用；二是此类膏方大多药力峻猛，脾胃虚弱者慎用。

◎五枝煎
（《圣济总录》卷七）

组　　成：桑枝1000g，桃枝1000g，槐枝1000g，柳枝1000g，百灵藤枝

1000g，黑豆1000g，羌活60g，防风60g。

制　　法：上药八味，将五枝锉如豆粒，羌、防捣末，先铺豆于锅底，五枝摊于豆上，隔水将豆蒸熟，然后加水将豆煮烂，再入羌、防末同煎如稠膏。

功　　用：祛风利湿，通络止痛。

特色主治：五枝煎一般适宜于风湿关节疼痛等人群。

服　　法：每日早晚服半匙许，温酒调下。

使用注意 脾胃虚弱，呕吐泄泻，腹胀便溏者慎用。

[按语] 中医素有"以枝治肢"之说，本方以五种树枝集一方，祛风湿，治痹痛，配以黑豆补益肝肾，攻补兼施，善治风湿痹痛。原注云："若妇人血风，手足挛跛，半身不遂，入桂并当归末各一两，地黄汁七合，生姜汁三合，和前药同煎神效。其渣乘热分作三处，以帛裹之，每夜服药后，熨不遂处，速效。冷而加酒拌炒热用之。"

◎桑枝煎
（《圣济总录》卷第一十七）

组　　成：桑枝1000g（切片，不用全新嫩枝），蜂蜜500g。

制　　法：上药一味，加水煎取药汁，加蜂蜜收膏。

功　　用：祛风舒筋。

特色主治：桑枝煎一般适宜于手足拘挛，风湿疼痛等人群。

服　　法：每服1匙，空腹开水冲服。

使用注意 脾胃虚弱，呕吐泄泻，腹胀便溏者慎用。

[按语] 桑枝擅长祛风舒筋，不冷不热，可以常服。原注云："若预防风，能服一大升，终身不患偏风。"后世有用以浸酒服者，名桑枝酒。

◎独活寄生膏
（《千金要方》）

组　　成：独活90g，桑寄生、杜仲、牛膝、细辛、秦艽、茯苓、肉桂、防风、川芎、人参、甘草、生地各60g，炼蜜适量。

制　　法：①将上述诸药加清水煎3次，取汁滤渣，合并药汁；②将药汁浓缩，
　　　　　入炼蜜成膏即可，瓷瓶贮存。

功　　用：祛风湿，止痹痛，益肝肾，补气血。

特色主治：独活寄生膏一般适宜于风湿关节疼痛，麻木不仁，畏寒喜温等人群。

服　　法：每日2次，每次10～15g，温开水冲服。

使用注意 ①平时生活起居必须注意保暖，避免吹风着凉；②体质偏热、内火
较盛者不宜服用。

按语 本方是治疗风湿痹证的专方。风湿痹证是中医病名，是指由于人体感受
风、寒、湿邪之后，气血运行不畅，导致肌肉、筋骨、关节酸痛麻木、
伸屈不利的病症，日久不愈，可导致肝肾不足、气血两虚。本膏的特点，
用补益肝肾、气血药物，配以祛风、散寒、胜湿之品，扶正与祛邪并用。
独活、秦艽、防风祛风胜湿，蠲痹止痛；桑寄生、杜仲滋补肝肾、强筋健骨；
牛膝补肝肾、强腰膝，且能活血，通利关节；人参、茯苓、甘草益气扶正；
川芎、当归、芍药、生地养血和营，寓"治风先治血，血行风自灭"之意；
细辛、肉桂温经而发散寒邪。纵观全方，以祛风寒湿邪为主，辅以补肝肾、
益气血之品，邪正兼顾，祛邪不伤正，扶正不留邪。

◎ 活络膏

（《太平惠民和剂局方》）

组　　成：制川乌、制草乌、地龙、炮南星各180g，乳香、没药各60g，炼蜜
　　　　　适量。

制　　法：①将上述药物粉碎成细粉，过筛，混匀；②入炼蜜调匀即可，瓷瓶
　　　　　中贮存。

功　　用：祛风除湿，化痰通络，活血止痛。

特色主治：活络膏一般适宜于肢体关节疼痛，屈伸不利，手脚麻木，半身不遂
等人群。

服　　法：每日2次，每次3g，用陈酒或温开水冲服。

使用注意 本方偏于辛燥，药力峻猛，以体质壮实者为宜，体质虚弱、阴虚有
热及孕妇不宜服用。

按语 风寒湿邪滞留经络，病久不愈，气血不能宣通，津液凝聚为痰，血行痹阻为瘀。风寒湿邪与痰瘀交阻，可以见到肢体筋脉疼痛、麻木拘急、屈伸不利等。西医学的脑卒中，手足不仁，日久不愈者与此类似。川乌、草乌擅长温经络、逐风邪、除寒湿，又具有较强的麻醉止痛作用；南星性温，味辛而苦，祛风豁痰，并能燥湿，以祛经络中的风痰湿浊；乳香、没药针对风寒湿邪，留阻经络，气血运行受阻，故用其行气活血，逐瘀通络，并有较强的止痛作用；地龙性善走窜，为入络之良品，以通经活络；陈酒以助药力，引诸药直达病所，且可温散寒湿之邪。因本方具有活血通络的作用，故名"活络"。

◎青龙膏
（《类编朱氏集验医方》）

组　　成： 白花蛇180g，狗脊、天麻各30g，黄酒500ml，生姜适量。

制　　法： ①先将白花蛇用白酒煮，去皮骨，置新土瓦上焙干，取肉30g，烘干，与狗脊、天麻同研细末，贮瓶备用；②生姜捣烂细磨取汁；③用砂锅盛黄酒，入上药，中火煮稠如膏，加入姜汁，用汤匙拌匀，瓷罐收藏。

功　　用： 祛风通络，温经散寒，调和营卫。

特色主治： 青龙膏一般适宜于四肢关节疼痛麻木，半身不遂，口眼歪斜等人群。

服　　法： 每日2次，每次半汤匙，好酒半盏，搅匀服，或用白开水冲服，宜饭前服用。

使用注意 消化功能低下者慎用。

按语 白花蛇性温，味甘、咸，功能祛风湿、透筋骨、定惊搐。由于其祛风力猛，兼通经活络，常用于风湿顽痹、肢体麻木、筋脉拘急以及脑卒中口眼歪斜、半身不遂等。天麻性平，味甘，有息风止痉、平抑肝阳、祛风通络的功效。临床上天麻常与白花蛇配伍，治疗风湿、风痰引起的四肢麻木、半身不遂等症。狗脊性温，味甘苦，有补肝肾、祛风湿、强腰膝的作用。诸药合用，共奏祛风、温通筋脉、散寒气、强腰膝之功。

◎苍术膏

（《活人心统》）

组　　成：鲜苍术10000g，石楠叶1500g，当归250g，甘草200g，楮实子500g，白蜜1500g。

制　　法：①将鲜苍术用水浸泡，去粗皮，洗净晒干，锉碎，用米泔水浸1宿，洗净，以小火煎半日，去渣留汁；②将楮实子、当归、甘草，切细研碎；③石楠叶冲刷去红衣，洗净；④苍术药汁中加入处理过的石楠叶、当归、甘草、楮实子同煎，药汁成黄色时滤去渣，浓缩后入白蜜，同煎成膏。

功　　用：健脾化湿。

特色主治：苍术膏一般适宜于四肢无力，腰膝酸软，骨节疼痛等人群。

服　　法：每日3次，每次3匙，用白开水调服。

> 使用注意　石楠叶含有叶毒素而有小毒，但经过炮制煎煮对人体不会产生毒副作用。

按语　苍术辛温，味苦而健脾燥湿，临床用治老人食少湿肿、四肢无力、湿气身痛，每有良效；石楠叶性平，味辛、苦，祛风湿、强筋骨；楮实子性寒，味甘，有补肾强筋、明目利尿的作用；当归补肝养血。诸药合用，健脾而利水湿，补肝而强筋骨。

◎羌活膏

（《证治准绳》）

组　　成：羌活、独活各30g，天麻、全蝎、人参、白僵蚕（微炒）各15g，乌梢蛇肉（酒浸1宿）30g，炼蜜适量。

制　　法：①将上药焙干，共研极细末；②药末中入炼蜜，搅拌均匀为膏，瓷瓶贮存备用。

功　　用：祛风除湿，通络止痛。

特色主治：羌活膏一般适宜于关节酸痛或肿胀变形，肢体麻木等人群。

服　　法：每天2～3次，每次10g，用荆芥汤化服。

使用注意 ①荆芥汤的制作：荆芥10g，加水1碗，煎取2/3量即可；②阴虚火旺，脾胃虚弱、食欲不振者不宜服用。

按语 中医认为风性善行，蛇善走窜，故用乌梢蛇祛风通络，治疗风湿痹痛、筋脉拘急、骨节疼痛等症；独活功能祛风除湿、散寒通痹，其性善于下行，尤其适用于腰膝、腿足关节疼痛者，与乌梢蛇相互为用，增强药力；羌活功能散寒祛风、胜湿止痛，善治腰以上风寒湿痹，尤以肩背肢节疼痛者佳，与独活配伍，能祛全身之风寒湿气；天麻性微温，味甘，也有通络止痛之功；全蝎善于通络止痛，对于风寒湿痹久治不愈，甚则关节变形之顽痹，作用颇佳；白僵蚕祛风止痛；人参益气扶正，并防止久病伤及元气。诸药合用，以祛风散寒、化湿通络止痛为主，辅以补益元气，邪正兼顾，祛风湿而不损伤正气，扶正气而不妨碍邪气外出，身体强健，痹痛得以缓解。

◎老鹤草膏
（河北省中医研究院编校《清太医院配方》）

组　　成：老鹤草800g，当归200g，川芎、白鲜皮各100g，红花50g，炼蜜适量。

制　　法：①将上述药物洗净，用清水浸泡半日；②诸药入锅，加水煎透，去渣；③将药汁进一步浓缩，加入炼蜜，成膏即可。

功　　用：祛风除湿，舒筋活络。

特色主治：老鹤草膏一般适宜于风湿关节疼痛，四肢不利，皮肤瘙痒等人群。

服　　法：每日2次，每次1匙，温开水调服。

使用注意 本方药性偏于苦寒，多服易伤脾胃，影响食欲，所以脾胃虚弱者，不宜服用。

按语 以老鹤草为主药，其性平，味苦、微辛，有祛风湿、强筋骨的作用，常用于风湿疼痛、肢体麻木、关节不利等病症。风湿痹痛之症，病虽在骨，但常常影响血液的畅行，所以膏中配伍当归、川芎、红花等活血药物，意在养血活血、疏通经脉，血气畅行有利于风湿的祛除。白鲜皮性寒，味苦，不仅能祛风，而且善除湿热，是治疗疮癣湿疹、皮肤瘙痒的常用药物，配伍此药以加强老鹤草祛风除湿之功。

第五节　清热膏方

凡以清热药为主组成，具有清热、泻火、解毒等作用，治疗各种里热证的膏方，统称为清热膏方。适用于肺热壅盛之咯痰黄稠，咽喉肿痛，或胃肠积热之身热口渴，大便秘结，或肝火上炎之目赤头痛等有里热证表现的人群。

清热膏方使用时应注意：一是此类膏方用药多为苦寒之品，平素体质虚寒、形寒肢冷、脾虚泄泻者不宜服用；二是使用此类膏方时应辨别热证虚实，若属阴虚内热者当改用甘寒滋阴之法，参照补益膏方；三是服用此类膏方期间忌食辛辣食品。

◎栝楼根膏
（《圣济总录》）

组　　成： 生天花粉5000g，黄牛脂200g。

制　　法： ①将天花粉去皮，细切；②黄牛脂碎切，入锅，用小火煎熬牛脂，滤去渣；③用水煎煮天花粉，共煎3次，去渣滤清；④合并3次煎液，浓缩，加入牛脂，搅拌和匀；⑤再入锅中温火慢煎，浓缩，以不渗纸为度，瓷瓶中贮存。

功　　用： 清热，养胃，生津。

特色主治： 栝楼根膏一般适宜于口渴多饮，小便频多等气阴两虚人群。

服　　法： 每日3次，每次15g，饭后温酒调服，或白开水冲服。

使用注意 ①现代研究认为天花粉有动胎气的作用，所以孕妇不宜服用此品；②高脂血症、动脉硬化者慎用。

按语 天花粉又名栝楼根，《本草衍义补遗》谓其"消渴圣药"。消渴是中医病名，症见口渴引饮、多食善饥、小便频多、形体消瘦等。天花粉性微寒，味甘而微苦，善清胃热而养胃阴，有生津止渴的功效。黄牛脂滋液生津，泽槁濡枯，但牛脂含饱和脂肪酸较多，容易在动脉内膜沉积形成粥样斑块，促进动脉粥样硬化。多数植物油中含有谷固醇，能抑制胆固醇的吸收，有利于防治高脂血症、动脉粥样硬化。从既要养阴润燥，又要预防心血管病的角度看，本品宜减少牛脂的用量，适当增加植物油，如豆油、玉米胚油、花生油等，其保健作用更为理想。

◎清热导滞膏
(《内外伤辨惑论》)

组　　成：大黄30g，麸炒枳实、神曲各15g，茯苓、黄芩、黄连、白术各9g，
　　　　　泽泻6g。

制　　法：①上述药物研为细末；②入米汤拌匀，上笼蒸透，瓷瓶贮存，冰箱
　　　　　保存。

功　　用：消导化积，清热祛湿。

特色主治：清热导滞膏一般适宜于腹部胀痛，大便秘结或腹泻等肠道湿热人群。

服　　法：每日2次，每次6~9g，在两餐中间用温开水冲服。

使用注意　①忌食生凉食物；②大便溏泄、慢性下痢者不宜服用。

按语　本膏根据枳实导滞丸改编而来。中医认为湿热食积，内阻胃肠，气机壅塞，
可见脘腹胀满疼痛，大便泄泻，甚或下痢，或大便秘结等症。治宜消食祛积、
清热化湿。方中重用大黄攻积泻热，使积热从大便而下；枳实行气消积，
消积而除脘腹胀满；黄连、黄芩清热燥湿，又可厚肠止痢；茯苓、泽泻利
水渗湿，使湿从小便而下；白术健脾补气，使攻积而不伤胃；神曲消食化积，
使食消则脾胃和。诸药合用，积去食消，湿化热清，诸症自解。

◎夏枯草膏
(《摄生众妙方》)

组　　成：夏枯草1000g，蜂蜜250g。

制　　法：①将夏枯草洗净，放入锅内，加水共煎3次，去渣；②合并3次药
　　　　　汁，进一步浓缩，滤液去渣；③加入蜂蜜，炼透，收膏即可。

功　　用：清肝火，散郁结。

特色主治：夏枯草膏一般适宜于眼球疼痛，畏光流泪，头痛眩晕，颈项肿块等
　　　　　人群。

服　　法：每日2次，每次1匙，温开水调服。

使用注意　本方药性寒凉，脾胃虚寒之腹泻腹胀、食欲不振者不宜服用。

按语　夏枯草性寒，味苦、辛，苦能泄降，辛能疏化，善于宣泄肝胆木火之郁滞，

而调畅气血之运行。其不仅能清肝明目，用于头痛眩晕、目赤肿痛等症，又有清热散结的作用，用于瘰疬（淋巴结核）、瘿瘤（甲状腺肿）、痄腮（腮腺炎）等。

◎银翘解毒膏
（《温病条辨》）

组　　成：金银花30g，苦桔梗、炒牛蒡子、薄荷各18g，竹叶、芥穗各12g，甘草、豆豉各15g，连翘（去心）30g，炼蜜适量。

制　　法：①以上各药加水熬汁3次，去渣滤过；②合并药汁，小火煎熬，收清膏；③每清膏500g，兑炼蜜1000g，收膏瓶装。

功　　用：散风清热。

特色主治：银翘解毒膏一般适宜于感冒发热，头痛口渴，咳嗽咽痛等人群。

服　　法：每日3次，每次30g，白开水冲服。

使用注意 膏中多为芳香轻宣之品，煎膏时间不宜过久。

按语 金银花性寒，味升，轻扬入肺，为散风清热解毒之品，与连翘合用，既有辛凉解表、清热解毒的作用，又具芳香避浊的功效；牛蒡子、薄荷性凉而味辛，疏散风热、清利头目，且可解毒利咽；荆芥、豆豉性温而辛，助金银花、连翘发散表邪，透热外出，此两者虽属辛温，但辛而不烈，温而不燥，与大量的辛凉药配伍，可增强辛散透表的力量；芦根、竹叶清热生津；桔梗宣肺化痰止咳，配以甘草增强清利咽喉之力。诸药合用，外散风寒，兼清里热，芳香辟秽。

◎清空膏
（《张氏医通》）

组　　成：羌活90g，防风60g，炙甘草15g，黄芩（配炒）90g，黄连（配炒）30g，柴胡21g，川芎15g，茶叶50g。

制　　法：①上七味药共研细末；②茶叶加水煎，取汁；③用茶水将药末调匀，隔汤煮如膏。

功　　用：清热燥湿，祛风止痛。

特色主治：清空膏一般适宜于偏正头痛，头昏目胀等人群。

服　　法：每日1剂，每次15g，临睡前用开水冲服。

使用注意 胃溃疡者最好在晚饭后服用。

按语 防风功擅发表祛风、胜湿止痛，为风中之润剂；羌活散表寒、祛风湿，是治疗受风寒头痛的要药；黄芩、黄连清热燥湿、泻火解毒；柴胡疏肝解郁、辛散退热；川芎行气开郁、活血止痛；茶叶功擅清头目、除烦渴，它所含咖啡碱成分，研究证明有兴奋中枢神经、扩张血管等作用。诸药合用，共奏清热祛风、行气活血之功，适用于风热上攻引起的头痛诸病。

◎明目延龄膏
（《慈禧太后医方选议》）

组　　成：桑叶、菊花各500g，炼蜜适量。

制　　法：①将桑叶、菊花洗净，捣碎；②入锅中加水熬透，去渣取汁；③将药汁进一步煎熬浓缩，少兑炼蜜收膏即可。

功　　用：疏风清热，明目清肝。

特色主治：明目延龄膏一般适宜于面红目赤，迎风流泪，烦躁易怒，干咳咽痒等人群。

服　　法：每日2次，每次1匙，白开水调服。

使用注意 桑叶、菊花皆属寒性药品，脾胃虚寒、大便溏薄者不宜服用。

按语 五脏之清气，皆上注于目，桑叶轻清，取其甘寒，以清肝明目；菊花甘苦，养肝明目，此方药对老年眼疾尤为适宜。本膏清肝、明目、降火，久服具有延年益寿的保健作用。

◎黄连阿胶膏
（《伤寒论》）

组　　成：黄连120g，黄芩、芍药各60g，阿胶90g，蛋黄适量。

制　　法：①黄连、黄芩、芍药加水煎3次，取汁滤渣，合并药汁；②阿胶用适量的水烊化；③阿胶与药汁调匀，用小火收膏即可。

功　　用：清热泻火，补肾养阴。

特色主治：黄连阿胶膏一般适宜于烦躁失眠，心悸健忘，口腔溃疡等阴虚内热
　　　　　人群。

服　　法：每日2次，每次取蛋黄1个，打散，冲入沸水，放入药膏10g调匀服用。

> **使用注意** 本品服用期间忌辛辣刺激之物，忌浓茶、咖啡。感冒患者不宜服用。脾胃虚弱之呕吐泄泻、腹胀便溏禁用。

按语 中医认为心主一身之火，肾主一身之水。心火下降于肾，肾水上升于心，称之心肾相交，水火互济，是心神安定的主要因素。若思虑过度，损伤心肾，肾阴亏损，则阴血不足，不能上济于心，则心火亢盛，而见虚烦少寐、心神不宁、口舌生疮等症。方中黄连性寒，味苦，泻火解毒，尤善清心经实火，凡心火旺盛者必用此药，配伍苦寒之黄芩，增强其清热泻火之力；阿胶性平，味甘，功能补血、滋阴、润燥，不仅能补亏损的阴血，而且防止黄连、黄芩苦燥伤阴之弊；芍药助阿胶于补阴中敛阴气；蛋黄于泻心火中补益阴血。以上五药合用，扶阴泻火，使心肾交合，水升火降，诸症可愈。

第六节　调经膏方

凡以理血药为主组成，具有活血化瘀、调经止痛或止血作用，治疗月经不调的膏方，统称为调经膏方。适用于月经不调，胁肋胀痛，产后腹痛等人群。

调经膏方使用时应注意：一是此类膏方活血动血，故妇女经期及孕妇当慎用或禁用；二是此类膏方服用期间忌生冷、辛辣、刺激之物，忌浓茶、咖啡。

◎益母膏
（《古今医统大全》卷八十五）

组　　成：益母草。

制　　法：上药不限多少，连根、茎、叶洗净，用大石臼石杵捣烂，以布滤取浓汁，入砂锅内，文武火熬成膏，如黑砂糖色为度，入瓷罐收贮。

功　　用：活血调经。

特色主治：益母膏一般适宜于月经不调，产后腹痛或有跌打损伤等人群。

服　　法：每日2次，每服15～25ml，开水化服。

使用注意 本品服用期间忌生冷、辛辣、刺激之物，忌浓茶、咖啡。孕妇禁服。

按语 本方用单味益母草以奏祛瘀生新、调经止痛之功。具有药单而功强的特点。现代研究表明益母草能兴奋子宫；扩张外周血管，改善微循环；显著增加冠脉血流量，减慢心率，抗心肌梗死，保护心肌超微结构；能抑制血小板聚集，抗血凝，抗体外血栓形成。

◎参香八珍膏
（《重庆堂随笔》引薛生白方）

组　　成：丹参（去头尾，酒洗熏熟）四两，四制香附四两，熟地黄三两，炙黄芪三两，白芍（酒炒）三两，蒸熟白术三两，白归身（酒炒）三两，茯苓三两。

制　　法：上八味熬膏。

功　　用：活血调经。

特色主治：参香八珍膏一般适宜于月经不调，心情不舒等人群。

服　　法：每用三钱，开水调服。

使用注意 本品服用期间忌生冷、辛辣、刺激之物，忌浓茶、咖啡。

按语 本方用八珍之意而不拘于八珍之形。因女子性多郁，去炙甘草之滋腻，添香附之通行；郁则生热，血行不顺，则去川芎之温窜，加丹参以调和。黄芪得归、芍补血之功，其功不在人参之下。

◎花鞭膏
（《仙拈集》卷三）

组　　成：水红花一斤，马鞭草（各洗净）一斤（熬膏），当归二两，生地二两，白芍二两，延胡索二两，五灵脂二两，乌药一两，木香一两，红花一两，没药一两。

制　　法：上为末，和膏内，如膏少，加米糊为丸。

功　　用：行气止痛，和血调血。

特色主治：花鞭膏一般适宜于闭经腹痛，胁肋胀痛等人群。

服　　法：每用三钱，开水调服。

> **使用注意** 本品服用期间忌生冷、辛辣、刺激之物，忌浓茶、咖啡。孕妇禁服。

按语 水红花即蓼实子，功可散血消癥、消积止痛，与破血通经之马鞭草共为此方主药。延胡索、五灵脂、乌药、木香、红花、没药行气活血止痛，佐以当归、生地、白芍养血和血之品，诸药合用，共奏行气止痛、和血调血之功。

第七节　名中医膏方

中医膏方历史悠久，历代名医运用膏方治病积累了丰富的经验，秦伯未、张镜人、王旭高、丁甘仁、颜德馨、朱斐君等名家均有不少膏方存世，本书收集了部分名中医的临床常用膏方，并按现代疾病分类法进行归纳总结。

一、内科疾病

（一）咳嗽

◎张镜人膏方经验

组　　成：南沙参、北沙参各60g，天门冬、麦门冬各30g，赤芍药、白芍药各60g，炙甘草20g，肥玉竹30g，水炙桑白皮60g，甜杏仁60g，野百合60g，川贝母、象贝母各30g，竹沥半夏60g，炙百部60g，炙款冬花60g，生山药60g，八月札60g，制香附60g，旋覆花（包）60g，海浮石60g，生石决明（先煎）30g，海蛤壳60g，炒牛膝60g，炒牡丹皮30g，炒黄芩60g，白及片60g，仙鹤草60g，旱莲草60g，侧柏叶60g，炒藕节60g，五味子20g，大地龙30g，炙苏子60g，香谷芽60g，炒六曲30g，炒川断60g，香扁豆60g，佛手片60g，砂仁（后下）15g。

制　　法：上药浸一宿，武火煎取三汁，沉淀滤清；文火收膏时，加入清阿胶180g、枇杷叶膏120g、白冰糖400g，熬至滴水成珠为度。

功　　用：平肝清肺和胃。

主　治：夙有咳喘及咳血病史，咳嗽气急，痰中带血，咽喉干燥，齿龈疼痛，胃脘胀满，嘈杂泛酸，舌红、苔薄黄，脉细弦。

服　法：每服1汤匙，温开水调送，临睡前服。

> **使用注意** 本品服用期间忌食葱、生萝卜。感冒患者不宜服用。另外，凡脾胃虚弱、呕吐泄泻、腹胀便溏者慎用。

◎秦伯未膏方经验

组　成：西洋参、生晒参各30g（均另炖汁，冲入收膏），炙蛤蚧2对，冬虫夏草30g（另煎冲入），核桃肉90g，绵黄芪90g，云茯苓90g，蒸於术90g，全当归90g，全瓜蒌90g，甜杏仁（去皮尖）90g，川朴60g，炙苏子60g，炙远志45g，干菖蒲45g，炙百合90g，陈皮90g，半夏60g，沉香15g，山药90g，川浙贝各90g，炙鸡内金90g，大红枣60g。

制　法：上药浸透，浓煎2次，滤汁去渣。再加龟甲胶120g、鹿角胶120g、冰糖240g文火收膏。

功　用：调补肺肾，健脾助运。

主　治：咳嗽气喘，痰多黏稠色白，精神困顿，纳食不佳，夜卧多梦，大便较干，舌质淡、舌苔白腻，脉沉滑。

服　法：每日早晚空腹时开水冲服1匙。

> **使用注意** 本品服用期间忌食葱、生萝卜。感冒患者不宜服用。另外，凡脾胃虚弱、呕吐泄泻、腹胀便溏者慎用。

（二）自汗盗汗

◎尤林森膏方经验

组　成：炙黄芪400g，炒白术200g，青防风100g，炒党参200g，云茯苓120g，炙甘草50g，制半夏100g，广陈皮60g，熟地黄120g，怀山药150g，山萸肉100g，粉丹皮120g，福泽泻120g，大生地120g，肥玉竹120g，制黄精120g，何首乌120g，枸杞子120g，紫丹参300g，京赤芍150g，鸡血藤300g，炒枣仁120g，青龙齿300g，灵芝片120g，软柴胡90g，升麻90g，怀牛膝120g，留行子100g，粉猪苓120g，炒米仁300g。

另：陈阿胶200g，鹿角胶150g，鳖甲胶150g，生晒参（另煎）50g，白冰糖250g，胡桃肉100g，莲子肉100g。

制　法：上30味药水浸泡一宿，武火煎取三汁，沉淀滤清，文火收膏时，加入阿胶、鹿角胶、鳖甲胶、白冰糖、胡桃肉、莲子肉，最后冲入另煎之生晒参汤，熬至滴水成珠为度。

功　用：益气固表，滋肾养阴。

主　治：素体虚弱，易患感冒，动则汗出，夜间盗汗湿透被褥，舌质红多裂纹、苔薄胖，脉细弦。

服　法：每日早晚各服1匙，温开水冲服。

使用注意 如有感冒、发热、咳嗽，暂停服用。服膏方期间，忌莱菔子、饮茶、咖啡。戒烟酒甘肥辛辣食物。

（三）失眠

◎王旭高膏方经验

组　成：天冬150g，麦冬150g，生地150g，熟地黄150g，怀山药200g，沙参150g，茯神220g，枣仁300g，牡蛎260g，白芍180g，洋参30g，阿胶60g，红枣30g，浮麦300g。

制　法：上药煎3次，取汁。加阿胶300g（烊化），冰糖500g收膏。

功　用：滋阴清火，镇心安神。

主　治：怔忡，头晕耳鸣，善惊易恐，脉象动数或虚弦。

服　法：每次服用15~20g，每晨晚各服1次，温开水送服。

使用注意 本品服用期间忌食葱、生萝卜。感冒患者不宜服用。另外，凡脾胃虚弱、呕吐泄泻、腹胀便溏以及咳嗽痰多者慎用。

◎丁甘仁膏方经验

组　成：清炙黄芪120g，上潞党参90g，半夏60g，大生地120g，抱茯神

90g，大熟地黄120g，制远志30g，炙甘草60g，酸枣仁90g，北秫米90g，天冬45g，麦冬45g，炒怀山药60g，杞子60g，生牡蛎120g，橘白30g，当归身90g，大白芍90g，花龙骨60g，龙齿30g，紫石英90g，炙鳖甲90g，川石斛90g，马料豆90g，潼蒺藜90g，紫丹参60g，川贝母60g，制首乌60g，合欢皮45g，莲子60g，红枣180g，鸡子黄10枚。

制　　法：上药煎4次，取浓汁，加龟甲胶120g、清阿胶120g均用陈酒炖化，白冰糖250g熔化。再将川贝、鸡子黄，依次加入，搅和收膏。

功　　用：滋阴清火，镇心安神。

主　　治：心烦不寐，心悸，遗精，口干津少，五心烦热，舌红，脉细数。

服　　法：每日早晚各服2匙，白开水冲服。

使用注意 本品服用期间忌食葱、生萝卜。感冒患者不宜服用。另外，凡脾胃虚弱、呕吐泄泻、腹胀便溏以及咳嗽痰多者慎用。

（四）胸痹

◎颜德馨膏方

组　　成：吉林人参90g（另煎冲），淡附片120g，毛冬青300g，川桂枝150g，制麻黄90g，细辛90g，杭白芍120g，当归90g，制甘草60g，生半夏90g，淡干姜24g，炙地鳖45g，王不留行90g，威灵仙90g，皂角刺90g，棱莪术各90g，苍白术（各）90g，柴胡90g，炒枳壳60g，菖蒲90g，决明子300g，生山楂150g，川芎90g，红花90g，桔梗60g，牛膝60g，生蒲黄90g，黄芪300g，生熟地（各）150g，玉竹150g，降香30g，桃仁90g，益母草150g，红枣90g，陈皮90g，薤白90g。

制　　法：上药共煎浓汁，文火熬糊，再入龟胶、鹿胶各90g，熔化，再加入饴糖500g，烊化收膏。

功　　用：益气活血。

主　　治：胸痹，胸痞隐痛，面色晦滞，形消神倦，头晕心悸，失眠多梦，畏寒肢冷，舌红苔薄白，脉迟缓。

服　　法：每晨以沸水冲饮1匙。

（五）腹泻

◎丁学民膏方经验

组　　成：炙黄芪200g，炒党参200g，太子参200g，焦白术150g，炒薏苡仁200g，莲子肉200g，炒扁豆200g，制半夏90g，小青皮40g，陈皮40g，巴戟天150g，怀牛膝150g，炒杜仲150g，桑寄生150g，大红枣100g，熟附片60g，肉桂30g，炮姜60g，石榴皮60g，煨诃子40g，煨葛根150g，煨木香60g，炒白芍150g，川黄连30g，芡实150g，延胡索60g，西砂仁30g，云茯苓150g，炒黄芩60g，制香附40g，枸杞子150g，菟丝子150g，焦山楂50g，焦六曲50g，佛手片100g，藿香梗60g，紫苏梗60g。

制　　法：上方西洋参另煎备用，胶类水、酒各半浸泡后烊化备用，冰糖打碎备用。余药浸一宿，煎取三道，滤清后混合，加入参、虫草之汤一起文火浓缩，煎熬至滴水将成珠时加入胶类收膏，最后加入白文冰矫味成膏。

功　　用：补益脾气，温壮元阳。

主　　治：经年腹泻，大便一日五六行，腹部或胀或隐痛或伴里急后重，遇寒加剧，得温则舒，纳谷不馨，形瘦体弱，面色不华，舌淡苔薄，脉细无力。

服　　法：每日早晚各服1匙，温开水冲服。

使用注意 如有感冒，暂停服用。服膏方期间，忌莱菔子、饮茶、咖啡。戒烟、酒、肥甘辛辣食物。

（六）中风

◎颜亦鲁膏方经验

组　　成：炙黄芪900g，广地龙90g，桃仁90g，赤芍90g，当归90g，红花90g，潞党参150g，生蒲黄150g，海藻90g，豨莶草150g，生紫菀90g，川芎90g，菖蒲90g，黄郁金90g，水蛭30g，通天草90g，紫丹参150g，法半夏90g，橘红络（各）45g，云苓90g，千年健120g，僵蚕90g，明天麻90g，白芷90g，鸡血藤150g，威灵仙

150g，蚕沙90g，益母草300g，炙地鳖60g，煅牡蛎300g，海风藤90g，伸筋草90g。

制　　法：上药共煎浓汁，文火熬糊，再入鳖甲胶150g、桑枝膏150g、烊化后再加入白蜜500g收膏。

功　　用：调和气血，化痰祛瘀，通经活络。

主　　治：中风后肢体不用，步履维艰，言语謇涩，舌紫苔薄，脉弦滑。

服　　法：每日清晨以开水冲服1匙，开水化服。

使用注意 如伤风停滞，暂停服用。服膏方期间，忌莱菔子、饮茶、咖啡。戒烟酒肥甘辛辣食物。

二、妇科病

月经不调

◎朱斐君膏方经验

组　　成：大熟地（砂仁拌炒）300g，焦白术150g，茺蔚子150g，川楝子150g，潞党参150g，怀山药200g，紫石英200g，青陈皮（各）75g，炙绵芪100g，杭白芍100g，制香附150g，仙半夏100g，酒全当归150g，酒炒大川芎50g，广郁金50g，炙乌贼骨150g，赤丹参150g，炒川断肉100g，合欢皮100g，桑寄生150g，白茯苓200g，炒厚杜仲100g，台乌药100g，夜交藤150g。

制　　法：上药照方配制，重煎3次，去渣存汁。再入清阿胶300g、白冰糖400g烊化收膏。

功　　用：疏肝理脾，行气解郁。

主　　治：月经后期，腹痛腹胀。

服　　法：每次服用15～20g，早晚各服1次，温开水送服。

使用注意 本品服用期间忌食葱、生萝卜。感冒患者不宜服用。另外，凡脾胃虚弱、呕吐泄泻、腹胀便溏以及咳嗽痰多者慎用。

◎朱南孙膏方经验

组　　成： 生晒参50g，生白术90g，大生地150g，玄参90g，太子参120g，杭白芍120g，京赤芍90g，大麦冬120g，南沙参120g，菟丝子120g，潼沙苑90g，滁菊花90g，山萸肉60g，怀山药120g，地骨皮120g，川连30g，粉丹皮90g，合欢皮120g，郁金90g，宣木瓜90g，桑椹子120g，仙鹤草150g，焦山楂90g，焦建曲90g，缩砂仁（后下）30g，当归身120g，生甘草60g，广陈皮60g，石决明（先下）300g，朱茯神120g，生牡蛎（先下）300g。

制　　法： 上药煎4次，取极浓药汁，加陈阿胶100g、鸡血藤膏1瓶、大枣120g、湘莲120g、梨膏1瓶、益母膏1瓶、银耳120g、文冰750g用陈酒炖烊，白冰糖250g用文火收膏。

功　　用： 滋水涵木，调理冲任。

主　　治： 月经量多，头痛，烦躁易怒，夜寐不宁，食入不舒，便结难行，舌暗红，脉弦数。

服　　法： 每服1匙，温开水调送，早晚各1次。

> **使用注意** 本品服用期间忌食葱、生萝卜。感冒患者不宜服用。另外，凡脾胃虚弱、呕吐泄泻、腹胀便溏、咳嗽痰多者慎用。

三、男科疾病

（一）阳痿

◎丁甘仁膏方经验

组　　成： 别直参（另煎汁收膏）30g，潞党参120g，清炙草15g，清炙黄芪90g，抱茯神90g，怀山药90g，炒白术45g，明天冬90g，山萸肉90g，当归身60g，大白芍60g，甘杞子90g，厚杜仲90g，川断肉90g，杜狗脊90g，左牡蛎120g，芡实90g，大生熟地各90g，炙黄精90g，覆盆子90g，菟丝子60g，肥玉竹90g，半夏45g，砂壳24g，橘白30g，红枣120g，莲子（去心）120g。

制　　法：上药煎4次，取极浓汁，加清阿胶45g、鹿角胶45g、龟甲胶45g均用陈酒烊化，白冰糖250g烊化收膏。

功　　用：益肾柔肝，固摄精关。

主　　治：胸闷嗳气，吞酸，遗精阳痿。

服　　法：每日早晚各服2匙，白开水冲服。

使用注意　本品服用期间忌食葱、生萝卜。感冒患者不宜服用。另外，凡脾胃虚弱、呕吐泄泻、腹胀便溏以及咳嗽痰多者慎用。

（二）遗精

◎沈丕安膏方经验

组　　成：炙绵芪120g，熟地黄120g，煅龙骨300g，煅牡蛎300g，生地150g，怀山药120g，奎党参120g，潼蒺藜120g，桑螵蛸60g，白茯苓120g，天门冬100g，山茱萸90g，柏子仁100g，茯神100g，枸杞子120g，麦门冬90g，炒白芍150g，炙远志90g，益智仁100g，酸枣仁90g，肥知母120g，陈皮60g，佛手片60g。另：阿胶200g，龟甲胶50g，黄酒500g，冰糖400g。

制　　法：上药浸泡一宿，武火煎取三汁，沉淀滤清去渣，文火收膏时，加入清阿胶200g、龟甲胶50g、黄酒500g、冰糖400g，熬至滴水成珠为度。

功　　用：补气养阴，交通心肾。

主　　治：遗精。

服　　法：每日早晚各服1匙，温开水冲服。

使用注意　如有感冒、发热、咳嗽，暂停服用。服膏方期间，忌莱菔子、饮茶、咖啡。戒烟酒肥甘辛辣食物。

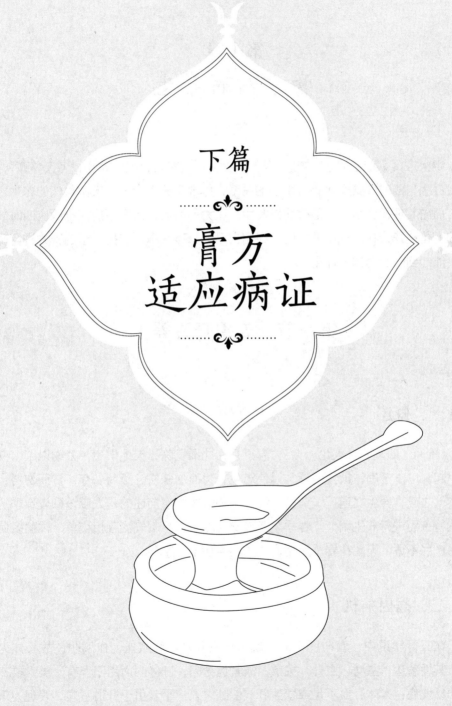

下篇

膏方
适应病证

第七章
膏方四时养生

中医古籍《黄帝内经》中说"春天养生，夏天养长，秋天养收，冬天养藏"，指出养生与四时气象变化有着密切的关系，体现了天人合一、人法自然的养生之道。而随着现代生活习惯的改变以及生活压力的增大，人们不能完全顺应四时气象的变化规律，在节气交替之时，根据自己的身体状态，选择合适的膏方进行调养，能起到防病健体的作用。

第一节　春季膏方养生

一、概述

《素问·四气调神大论》谓："春三月，此谓发陈，天地俱生，万物以荣，夜卧早起，广步于庭，被发缓形，以使志生，生而勿杀伤，予而勿夺，赏而勿罚，此春气之应，养生之道。"《黄帝内经》中的这段文字描述的是人应该顺应春季的自然特点而进行养生调节。春季是冬夏交替之季，冷暖气流互相交争，体弱多病者易产生不适，因此在春季运用膏方防治疾病十分重要。

二、病因病机

在五行学说中，春与肝相应，属木，主升发。肝藏血，血属阴，故其体为阴，其性条达，主动、主升、主散，故其性为阳，肝体阴而用阳。有一类人群在春季易发病：素体肝血不足或素体肝气偏旺之人。平素由于肝血亏虚，表现为爪甲不荣、视物模糊、女子月经量少等，而春季阳气开始生发，肝主疏泄，肝血虚之人容易因肝阴不足导致肝阳上亢、上盛下虚而易出现血压升高、头晕目眩、头痛等症状。此外，肝气偏旺，影响了肝气的正常疏泄，则容易出现情志不畅、忧郁或易怒等表现。

三、膏方调理

◎十珍膏

组　　成： 怀生地240g（酒洗），当归身90g（酒洗），白芍药（炒）60g，知母（盐酒拌炒）60g，牡丹皮（炒）60g，地骨皮（炒）60g，天门冬（去心）60g，麦门冬（去心）60g，人参（去芦）15g，生甘草15g。

功　　用： 滋阴降火，养血清肝。

主　　治： 阴虚火旺，肝血不足证。口咽干燥，心烦失眠，两颧潮红，盗汗，男子遗精，小便黄赤，大便秘结，舌红少津，脉细数，甚者口舌溃疡、咳血衄血等。

治疗特色： 十珍膏具有滋阴降火、养血清肝的功效。方中生地、当归、白芍滋阴补血，补益肝血；天门冬、麦门冬滋补肝肾之阴；人参、甘草益气健脾，使气血生化有源；牡丹皮、地骨皮、知母清泻虚火，诸药合用共奏滋阴降火之功。

◎程门雪经验膏方

组　　成： 大生熟地各120g，缩砂仁末12g，山萸肉120g，怀山药120g，枸杞子120g，细石斛120g，潼白蒺藜各90g，制何首乌120g，菟丝子90g，抱茯神90g，制远志30g，炒枣仁90g，夜交藤30g，五味子15g，炒麦门冬60g，炒杭菊60g，大白芍60g，穞豆衣120g，大红枣120g，炙黄芪90g，全当归60g，巴戟肉90g，豨莶草120g，晚蚕沙120g，丝瓜络90g。

功　　用： 滋养肝血，调和气血。

主　　治： 肝肾亏虚，肝内风扰，络道不和，心神不安等症。

治疗特色： 全方阴阳共补、健脾柔肝，在滋补肝血中配合疏理肝气，遵从肝体阴用阳的特质，同时辅以补益脾土，防止木郁克土的发生。

第二节 夏季膏方养生

一、概述

夏季炎热，阳气极盛，因而进补宜清补。但是夏季人易出汗，人体的阳气容易外泄，如《素问·四气调神大论》记载"圣人春夏养阳"，对于素体虚弱者夏季也是养阳气的好季节。在夏季阳气旺盛之时，以辛温药物组成的温补性膏方治疗，顺势调治，使人体阳气渐旺，从而提高机体的免疫力，有助于缓解和根治一些疾病，冬病夏治亦源于此。此外，夏季包括了一年中最热的三伏天，因此夏季进补应结合健脾、祛暑、化湿等方法进行调补，避免滋腻脾胃。

二、病因病机

从阴阳制约关系出发，夏季阳气最为旺盛，因此为扶益阳气的最好时机，此时扶阳，能更好地祛除寒湿之气。从阴阳互根的角度分析，夏季的阳气，是为秋冬滋养人体之阴做储备，而秋冬养阴能够为春夏补养阳气奠定基础，所以夏季可顺应时节养阳。夏季人体阳气极盛易伤阴，因而夏令膏方重在清补，要注意补阴。夏季脾胃还易受暑湿影响。暑湿犯胃会导致脾升胃降功能失调出现腹痛、泄泻、呕吐等，因此夏令膏方还应注重调理脾胃。

三、膏方调理

◎麦门冬煎

组　　成： 麦门冬（去心）2500g，白蜜250g。

功　　用： 养阴液，补心肺。

主　　治： 心肺阴虚，咳嗽咽干，消渴，心腹结气，羸瘦短气等。

治疗特色： 麦门冬味甘、微苦、微寒，入肺、心、胃经，甘寒质润，能养阴生津润燥，善清补肺胃之阴；苦寒又能清热，可清心而除烦。为治虚劳咳喘，干咳痰稠，口渴，心烦不眠，津枯肠燥，大肠秘结之要药。此方以麦门冬和蜜煎成饧状，作为和缓滋养之剂，具有养阴补心肺之效。诸凡心肺胃阴虚之症，例如心肺阴虚，咳嗽咽干，消渴，心腹结气，羸瘦短气等症，均可服用。本品服用期间忌辛辣刺激、肥甘甜腻、虾腥蟹味之品，感冒患者不宜服用。

◎清肺抑火膏

组　　成：黄芩750g，栀子、桔梗、天花粉各400g，知母、苦参各300g，黄柏、前胡各200g，大黄600g，白蜜适量。

功　　用：清热通便，止咳化痰。

主　　治：肺热证，黄痰，咽痛，口干舌燥，便秘，鼻出血，呕血，咯血等。

治疗特色：本膏方以黄柏、苦参、大黄、栀子、知母等苦寒清热药物为主，其中黄柏、苦参清热燥湿。大黄导热下行，使肺部火热从大便而下。故非肺胃实热之咳嗽不能用之。前胡、桔梗开宣肺气、降气化痰；天花粉润肺生津；黄芩、知母、栀子泻火解毒，善清肺部实热。诸药合用，共奏清泻肺热、降气止咳、清热通便之效。可用于治疗肺热咳嗽、黄痰、咽痛、口干舌燥，肺热气壅之便秘，肺热所致的鼻出血、呕血、咯血等症。咳嗽初期不宜服用。脾胃虚寒、阳虚畏寒之人忌服。

◎二陈膏

组　　成：制半夏150g，橘红150g，白茯苓90g，甘草45g，蜂蜜适量。

功　　用：燥湿化痰，理气和中。

主　　治：痰湿证，症见咳嗽咯痰，痰量多色白质稠，脘腹胀满，食欲不振，甚则恶心呕吐，舌苔白腻等。

治疗特色：本膏方以二陈汤为底。二陈汤善健脾除痰，主药为半夏，性味温燥，能降逆和胃，配橘红能理气化痰，茯苓健脾渗湿，甘草调和药性，润肺和中。全方配伍合理，标本兼顾，奏燥湿化痰、理气和中之效。常用于治疗咳嗽痰多、恶心呕吐、食欲不振、舌苔白腻等。对于湿痰阻滞气机的慢性支气管炎、肺气肿、慢性胃炎、神经性呕吐者可以发挥辅助治疗的功效。阴虚咳嗽、干咳少痰者不宜服用。

◎鹿角胶煎

组　　成：鹿角胶1000g（捣碎，作四分，于锅中熬令色黄），紫苏子200g（以酒100ml研滤取汁），生地500g（取汁），生姜500g（取汁），黄牛酥100g，白蜜1500g。

功　　用：补五脏，益精血，调阴阳。

主　　治：五劳七伤，四肢沉重，百事不任，怯怯无力，昏昏欲睡，身无润泽，腰痛顽痹，脚弱不便，不能久立，胸胁胀满，腹中雷鸣，春夏手足烦热，秋冬腰膝冷痛，心悸健忘，五脏风虚。

治疗特色：鹿角胶善补精血，壮元阳，与生地相伍，能调和阴阳；苏子汁、白蜜、黄牛酥皆滋润之品，生姜汁去腥和胃。原著记载本方可补五脏，益心力，实骨髓，生肌肉，理风补虚，耳聪目明。此膏具有补五脏、益精血、调阴阳之效。可用于治疗春夏手足烦热，秋冬腰膝冷痛，心悸健忘，五脏风虚等。本品服用期间忌食葱及含羊血的食物。

第三节　秋季膏方养生

一、概述

　　秋季，气温逐渐降低，可以开始进行增强机体适应寒冷气候的耐寒锻炼，能够增强人体的抵抗力，减少疾病的发生。长期以来，秋季进补膏方也是民间风俗之一，民众将膏方视为补益身体、增进健康的补品。时值秋冬，食欲大增，正是进补养生的时机。

二、病因病机

　　秋季，万物敛藏，此时养生就应顺应自然界的收藏之势，收藏体内阴精，使精气内聚，以润养五脏。《素问集注》又言："秋冬之时，阴盛于外而虚于内"，即认为"秋季养阴"是养收藏之气，固护阴精，维持阴阳平衡，脏腑养阴则以肾为本，兼养手太阴之肺与足少阴之肾。此外，秋气主燥，燥邪犯肺影响肺脏的濡润，对于旧有肺疾的人群，膏方的选择以润燥为主。

三、膏方调理

◎二冬膏

组　　成：天门冬1000g，麦门冬1000g。

功　　用：滋阴润肺，生津止渴。

主　　治：肺阴不足证。咳嗽痰少，咽喉疼痛，燥渴音哑或痰中带血。

治疗特色：本方以天门冬清金降火，益水之源，下通肾气以滋阴；更以麦门冬气薄主升，味厚为阴，有清心润肺之功。夫冬主闭藏，门主开转，咸名门冬者，俱能开转闭藏而上达。合二冬制熬成膏，具有滋阴润肺、生津止渴之效。可治疗肺阴不足等证。本品服用期间忌烟、酒及辛辣、生冷、油腻食物。风寒咳嗽、湿盛痰多者忌服。凡脾胃虚弱、腹胀便溏者不宜服用。

◎羊蜜膏

组　　成：熟羊脂、熟羊髓、白蜜各250g，生姜汁50ml，生地汁250ml。

功　　用：补肾壮腰，润肺止咳。

主　　治：身体虚弱，肺肾气虚，腰膝酸痛，久咳虚喘者。

治疗特色：本膏方以润肺调补肺肾为主，其中羊髓性平，味甘，有益阴补燥、润肺泽肌的作用；生地清热润燥；白蜜、姜汁润肺止咳。可以治疗虚劳腰痛、咳嗽等症，对于甲状腺功能亢进、肺结核、肺源性心脏病、慢性支气管炎等病程较久的疾病可做辅助治疗，亦可作为保健进补之品专用于秋冬季节。急性病期间出现咳嗽、气喘者不宜服用。脾虚腹泻者慎用。

◎八仙膏

组　　成：生藕汁、生姜汁、梨汁、萝卜汁、白果汁、竹沥、蜂蜜、甘蔗汁各等份。

功　　用：生津养液，清热化痰。

主　　治：咳嗽气急，咳痰黄稠，秋燥咳嗽，久咳不愈，大便干结者。

治疗特色： 本膏方所选材料均药食两用，其中《滇南本草》谓生藕汁"多服润肠肺，生津液"，佐以蜂蜜、甘蔗汁，更能增强润肺养津之功；竹沥强于清热化痰，常伍生姜汁同用；白果汁敛肺止咳，可缓咳嗽气急之苦；梨汁、萝卜汁清热润肺，全方药性平和，可以久服。脾虚腹泻者不宜服用。

◎秋梨膏

组　　成： 秋梨、浙贝母、麦门冬、青萝卜、鲜藕、蜂蜜各适量。

功　　用： 养阴生津，止咳化痰。

主　　治： 咳嗽，咳痰。

治疗特色： 本方具有养阴生津、止咳化痰之效。可用于治疗肺热久嗽伤阴，或久嗽耗伤肺阴以及慢性咽喉炎等。感冒咳嗽、寒性咳嗽不宜服用。

第四节　冬季膏方养生

一、概述

冬季，气候寒冷，阳气潜藏，人类要顺应自然，藏精纳气。俗谚有"冬令进补，来春打虎"，在冬季服用滋补肾阴的膏方，能有助于体内精气藏匿，为维护机体在四季中的阴阳平衡打下良好基础。

二、病因病机

冬季天气寒冷，寒气凝滞收引，易导致人体气机、血运不畅，而使许多旧病复发或加重。此外，在冬季人体阳气收藏，气血趋向于里，水湿不易从体表外泄，大部分化为水而需经肾气化下注膀胱形成尿液，无形中加重了肾脏的负担，因此冬季膏方要注意肾的养护。膏方中常含有大量的滋腻补药，容易阻碍脾胃运行，导致中焦瘀滞。因此，应用膏方时亦要注重调理脾胃，巩固后天之本，才能进一步滋养先天之肾。

三、膏方调理

◎独活寄生膏

组　成：独活90g，桑寄生、杜仲、牛膝、细辛、秦艽、茯苓、肉桂、防风、川芎、人参、甘草各60g，炼蜜适量。

功　用：祛风湿，止痹痛，益肝肾，补气血。

主　治：风寒湿痹，日久不愈。腰膝疼痛，肢体屈伸不利或麻木不仁，畏寒喜温等。

治疗特色：本膏用补益肝肾、气血药物，配以祛风、散寒、胜湿之品，扶正与祛邪并用。独活、秦艽、防风祛风胜湿，蠲痹止痛；桑寄生、杜仲滋补肝肾、强筋健胃；牛膝补肝肾、强腰膝，且能活血，通利关节；人参、茯苓、甘草益气扶正，所谓"祛邪先补正，正旺邪自除"；川芎、当归、芍药养血和营，所谓"治风先治血，血行风自灭"；细辛、肉桂温经而发散寒邪。风湿性关节炎、坐骨神经痛、骨质增生、腰肌劳损等患者可以作为保健服用本品。体质偏热，内火较盛者不宜服用。

◎龟鹿二仙膏

组　成：鹿角（用新鲜麋鹿杀取角，解的不用，马鹿角不用，去角脑梢骨6.6cm，绝断劈开，净用）5000g，龟甲（去弦，洗净，捶碎）2500g，人参450g，枸杞子900g。

功　用：滋阴填精，益气壮阳。

主　治：真元虚损，精血不足证。全身瘦削，阳痿遗精，两目昏花，腰膝酸软，久不孕育等。

治疗特色：本方用鹿角胶补督脉，壮元阳；龟甲养肾阴，益精血；二味相合，调和阴阳。人参善于固气，气固则精不遗；枸杞善于滋阴，阴滋则火不泄。四药相配，乃气血阴阳交补之剂，具有滋阴填精、益气壮阳之效。可用于治疗真元虚损，精血不足证。本品服用期间忌食葱、生萝卜。感冒患者不宜服用。

◎补益煎

组　　成：生地2000g，生天门冬500g，生藕500g，生姜250g（以上4味锉碎，用生绢袋绞取汁），石斛（去根）30g，鹿茸（酥炙，去毛）30g，菟丝子（酒浸1宿，捣成片子，焙干）30g，牛膝（酒浸1宿，焙干）30g，黄芪（锉）30g，柴胡（去苗）30g，地骨皮30g，人参30g，白茯苓（去黑皮）30g，肉桂（去粗皮）30g，木香30g，附子（炮裂，去皮脐）30g，酒200ml，牛酥250g，蜜250g。

功　　用：补肝肾，益精血，调阴阳，驻颜润肌。

主　　治：肝肾不足，阴阳失调之证。虚劳肌瘦，腿膝少力，不思饮食，皮肤生疮。

治疗特色：本膏方阴阳双补、滋补肝肾，方中生地、天门冬、石斛养阴为主；配合鹿茸、菟丝子、牛膝补肾强腰膝、益精血；加上温阳补气药物如人参、黄芪、茯苓、肉桂、附子；同时注重疏肝理气、清解虚热而用柴胡、木香、地骨皮；佐以牛酥、蜜滋养；藕汁清热凉血；生姜和胃。全方补肝肾、益精血、调阴阳、驻颜润肌，适于阴阳不调证之虚劳肌瘦，腿膝少力，不思饮食，皮肤生疮等。本品服用期间忌食葱、生萝卜。

◎苍术膏

组　　成：鲜苍术10000g，石楠叶1500g，当归250g，甘草200g，楮实子500g，白蜜1500g。

功　　用：健脾化湿。

主　　治：肝肾亏虚，湿浊内阻。腰膝酸软，骨节疼痛，头晕眼花，肢体重着无力等。

治疗特色：苍术辛温，味苦而健脾燥湿；石楠叶性平，味辛苦，可祛风湿、强筋骨；楮实子性寒，味甘，有补肾强筋、明目利尿的作用；当归可补血养血。诸药合用，健脾而利水湿，补肝肾而强筋骨。常用于治疗肝肾不足导致的腰膝酸软、骨节疼痛、头晕眼花等症以及湿气身痛，肢体重着无力。石楠叶含有叶毒素而有小毒，但经过炮制煎煮对人体不会产生毒副作用。

第八章
体质与膏方养生

人的体质是先天遗传和后天因素共同作用下的结果，每个人的体质都具有相对稳定的特征。除了健康体质，亦有病理体质，比如阴虚体质、湿热体质、气虚体质等。其中病理体质的人，可能尚未发展为疾病，但因其体内气血阴阳平衡有偏颇，往往存在一定的发病倾向。对于这样的人群，可以根据体质类型，有针对性地进行膏方的调理，预防疾病的发生。

第一节　气虚体质

一、概述

中医很早以前就认识到了气虚体质的存在，最早在《内经》中有相关描述，如《灵枢·寿夭刚柔论》说："余闻形有缓急，气有盛衰，骨有大小，肉有坚脆，皮有厚薄……形充而脉小以弱者气衰。"其中，气之虚衰者，即可以理解为气虚体质。到了清代，叶天士在《临证指南医案》中多处提到的"虚人""体质气弱""气虚之质"等指的是气虚体质。概括起来说，气虚体质是指由于元气不足，以气息低弱、脏腑功能状态低下为主要特征的一种体质状态。

二、病因病机

（一）先天禀赋

先天禀赋是指小儿出生以前在母体内所禀受的一切特征，是形成体质的内在因素，正如《灵枢·寿夭刚柔》中所说："人之生也，有刚有柔，有弱有强，有短有长，有阴有阳。"而父母如果是气虚体质，无论一方还是双方，则后代可能出现禀赋性气虚体质；如果母亲在孕期因营养不足或疾病导致脏腑衰弱，影响气的生成，也会影响胎儿的气血供养从而导致出生后出现气虚体质。

（二）后天因素

1 - 饮食因素

《灵枢·营卫生会》中这样描述人体之气的来源："人受气于谷，谷入于胃，以传于肺，五脏六腑，皆以受气。"因而气的盛衰与饮食营养状况密切相关。《素问·生气通天论》曰："味过于酸，肝气以津，脾气乃绝；味过于咸，大骨气劳，短肌，心气抑。"说明饮食偏嗜也可以导致气虚体质的发生。

2 - 过劳过逸

《素问·举痛论》曰："劳则气耗……劳则喘息汗出，外内皆越，故气耗也。"指出过度劳累包括心劳、房劳、体劳等都容易耗伤人体之气。《素问·生气通天论》曰："因强用力，肾气乃伤。"《素问·宣明五气论》曰："久卧伤气，久坐伤肉"等。这些内容则说明了过度安逸或不进行体育锻炼，久之也容易形成气虚体质。

3 - 年龄因素

小儿脏腑娇弱，肺、脾、肾发育尚不完善，影响了气的生成，易出现气虚体质，在《灵枢·逆顺肥瘦》中有描述："婴儿者，其肉脆，血少气弱。"隋代巢元方亦云："小儿脏腑之气软弱，易虚易实。"而相对的，中老年人由于阳气逐渐衰减，也容易出现气虚体质，如《素问·阴阳应象大论》曰："年四十，而阴气自半，起居衰矣。"

4 - 环境因素

现代研究者发现，生活在高原上的人，多伴有气虚体质的特点。因长期清气不足而伤肺气，久则及肾，亦致肾气虚。

5 - 情志因素

情志变化会引起相应的脏腑功能发生变化，在长期不良精神刺激影响下，日久也容易形成气虚体质。正如清代刘默云曾有过如下论述"如肺经元气为忧愁思虑所伤，则卫气不充，腠理不密"。

6 - 疾病影响

患有消耗性疾病、慢性病等，病程较长，逐渐耗损人体之气，同时也影响着气的生成，从而形成气虚体质。叶天士云："经年宿疾，病必再络，病非虚证，因久延，体质气馁。"

三、诊断与治疗

（一）诊断

（1）形体特征：肌肉松软。

（2）心理特征：性格内向、情绪不稳定、胆小不喜欢冒险。

（3）常见表现：主项包括平素气短懒言，语音低怯，精神不振，肢体容易疲乏，易出汗，舌淡红、胖嫩、边有齿痕，脉象虚缓。副项包括面色萎黄或淡白，目光少神，口淡，唇色少华，毛发不泽，头晕，健忘，大便正常，或虽便秘但不结硬，或大便不成形，便后仍觉未尽，小便正常或偏多。

（4）对外界环境适应能力：不耐受寒邪、风邪、暑邪。

（5）发病倾向：平素体质虚弱，卫表不固易患感冒；或病后抗病能力弱，易迁延不愈；易患内脏下垂、虚劳等病。

（二）常用中成药

补中益气丸

主要成分： 炙黄芪、党参、白术（炒）、当归、升麻、柴胡、陈皮、炙甘草。

功效主治： 补中益气，升阳举陷。用于脾胃虚弱，中气下陷症见体倦乏力，食少腹胀，便溏久泻，肛门下坠等。

用法用量： 口服，小蜜丸每次9g，大蜜丸每次1丸，每日2~3次。

参苓白术丸

主要成分： 人参、炒白术、茯苓、山药、薏苡仁、莲子、白扁豆、砂仁、桔梗、甘草。

功效主治： 健脾益气。用于体倦乏力，食少便溏。

用法用量： 口服，每次6g，每日3次。

人参归脾丸

主要成分： 党参、白术（炒）、黄芪（炙）、茯苓、远志（制）、酸枣仁（炒）、龙眼肉、当归、木香、大枣（去核）、甘草（炙）。

功效主治： 益气养血，健脾安神。用于心脾两虚症见心悸气短，失眠多梦，头昏头晕，肢倦乏力，食欲不振。

用法用量： 用温开水或生姜汤送服，每次9g（约一瓶盖），每日3次。

四、膏方调理

◎补元膏

组　　成： 黄芪150g，党参150g，白术100g，茯苓100g，炙甘草60g，熟地黄100g，炒白芍100g，当归100g，川芎60g，大枣100g，桂圆肉100g，制何首乌100g，白扁豆100g，怀山药100g，莲子肉100g，薏苡仁100g，淮小麦100g，枸杞子100g，女贞子100g，旱莲草100g，桑椹100g，黑料豆100g，酸枣仁100g，柏子仁100g，炙远志60g，鸡血藤150g，夜交藤150g，桔梗60g，陈皮60g，广木香100g，佛手80g，合欢皮100g，怀牛膝150g，炒谷芽120g，炒麦芽120g，阿胶150g，鹿角胶50g，蜂蜜100ml，冰糖100g。

功　　用： 补益元气。

主　　治： 心脾气血两虚的气短乏力，失眠多梦，食欲不振等。

治疗特色： 补元膏主要选择具有补气养血作用的药物。以补益元气的药物黄芪、党参、白术、茯苓等，配合养血的药物熟地黄、炒白芍、制何首乌等，以健脾益气、和血养血。再辅以安神定志、润肠通便、健脾开胃的药物以对症调理。再加入陈皮、木香等理气药物，配合桔梗、牛膝为使药，促使全方补而不腻，药力达及周身脏腑。

第二节 阳虚体质

一、概述

古代医书中即有"阳虚之质""阳气素虚""阳虚之体""阴脏人"等称呼。如清代叶桂《临证指南医案》载:"形躯丰溢,脉来微小,乃阳气不足体质。"清代章楠《医门棒喝》载:"此阴盛阳虚之质。"《金久子专辑》明确提出:"体胖丰腴,肌肤柔白,阳虚禀质显然。"阳虚体质主要是指由于素体阳气不足,失于温煦,以形寒肢冷等虚寒表现为特征的一种体质状态。

二、病因病机

阳虚体质的形成与先天禀赋和后天因素有关,是两种因素相互作用的结果。

(一)先天因素

父母孕育之时即身体虚弱或年老受孕或因早产等因素,致出生时即阳气不足。再者,阳虚体质的形成可与孕妇的饮食、用药不当有关。

(二)后天因素

1. 环境因素

不同社会环境会造就人群的体质偏颇,正如元代朱丹溪认为"阳常有余,阴常不足",而到了明代张景岳则认为"阳常不足,阴常有余"。一项全国范围内进行的流行病学调查结果显示,东北地区阳虚质较多,西部阴虚体质较多,这可能与各地域的特殊气候环境有关。

2. 生活习惯

《景岳全书·卷之十六理集》曰:"盖阳虚之候,多得之愁忧思虑以伤神,或劳役不节以伤力,或色欲过度而气随精去,或素禀元阳不足而寒凉致伤等,病皆阳气受损之所由也。"情志所伤、情欲房劳、饮食所伤以及嗜酒等不良生活习惯会损耗阳气,影响体质。

3 - 疾病、药物因素

慢性疾病日久影响脾胃的受纳、运化功能，若失于调养，则导致阳气匮乏，逐渐形成阳虚体质。长期偏用苦寒药物，或不根据个体体质特点用药，人体阳气也会受到损伤。

4 - 医源性因素

误用清法或滋阴而伤阳；误用汗法或过汗则阳随汗泄而伤阳；下法用之不当则易伤阳败胃；误用补法或用之不当也可损伤阳气。

三、诊断与治疗

（一）诊断

（1）形体特征：多形体白胖，肌肉松软不实。

（2）生理表现：主项包括平素畏冷，手足不温，喜热饮食，精神不振，睡眠偏多，舌淡胖嫩边有齿痕、苔润，脉象沉迟而弱。副项包括面色柔白，目胞晦暗，口唇色淡，毛发易落，易出汗，大便溏薄，小便清长。

（3）心理特征：性格多沉静、内向。

（4）发病倾向：发病多为寒证，或易从寒化，易病痰饮、肿胀、泄泻、阳痿。

（5）对外界环境适应能力：不耐受寒邪，耐夏不耐冬；易感湿邪。

（二）常用中成药

金匮肾气丸

主要成分：生地、茯苓、山药、山茱萸、牡丹皮、泽泻、桂枝、牛膝、车前子、附子。

功效主治：补肾温阳，化气行水。用于肾虚水泛症见畏寒肢冷，下肢浮肿，腰膝酸软，小便不利等。

用法用量：口服，每次20粒（4g）～25粒（5g），每日2次。

右归丸

主要成分： 熟地黄、炮附片、肉桂、山药、酒炙山茱萸、菟丝子、鹿角胶、
枸杞子、当归、盐炒杜仲。

功效主治： 温补肾阳，填精止遗。用于肾阳不足，命门火衰症见腰膝酸冷，
精神不振，怯寒畏冷，阳痿遗精，大便溏薄，尿频而清。

用法用量： 口服，每次1丸，每日3次。

桂附地黄丸

主要成分： 肉桂、制附子、熟地黄、制山茱萸、牡丹皮、山药、茯苓、
泽泻。

功效主治： 补肾温阳。适于肾阳不足症见腰膝酸冷，小便不利或清长，痰饮
喘咳。

用法用量： 口服，大蜜丸每次1丸，每日2次。

四、膏方调理

◎右归膏

组　　成： 熟地黄240g，炮附片60g，肉桂60g，山药120g，酒炙山茱萸90g，菟
丝子120g，鹿角胶120g，枸杞子90g，当归90g，杜仲（盐炒）120g。

功　　用： 温补肾阳，填精益髓。

主　　治： 肾阳不足，命门火衰证。年老或久病气衰神疲，畏寒肢冷，腰膝软
弱，阳痿遗精，或阳衰无子，或饮食减少，大便不实，或小便自
遗，舌淡苔白，脉沉而迟。

治疗特色： 右归膏具有温补肾阳、填精益髓的功效。全方以大补肾中元阳之附
子、肉桂、鹿角胶为君药，配合熟地黄、山茱萸、枸杞子、山药养
肝补脾、填精益髓、滋阴益肾，主要根据"善补阳者，必于阴中求
阳"的原则而设立，取菟丝子、杜仲辅助补肝益肾，当归养血和血
以加强补益之效。

第三节 阴虚体质

一、概述

古代医书中常将阴虚体质称为"阳盛阴虚之质""阴虚之体""素体阴虚"等。如《医门棒喝》载："此阳旺阴虚之质也，每病多火，须用滋阴清火。"概括起来说，阴虚体质是指由于体内津液、精血等阴津亏少，以阴虚内热等为主要特征的一种体质状态。

二、病因病机

（一）先天禀赋

若孕育时父母体弱，体质偏阴虚，或年长受孕、早产，则可能会导致阴虚体质。朱丹溪认为，小儿之体质禀受于先天，与乳母关系最为密切，如《格致余论》中曾记载"予之次女，形瘦性急，体本有热"，嘱其女以"四物汤加减服之"，以滋阴降火，但未遵嘱服药，而虚火遗至胎儿，导致其孙两岁时"疮疡遍身"，此为一例。

（二）后天因素

1 - 饮食偏嗜

长期嗜食辛温燥烈食物，容易导致阴虚阳盛体质，而偏嗜辛辣容易化火伤津，导致阴虚火旺体质。正如朱丹溪所说："以偏厚之味为安者，欲之纵火之胜也。"

2 - 精神情志

朱丹溪指出"五志之动，各有火起"，而"相火易起，五性厥阳之火相煽，则妄动矣"。如经常忿怒者，易化火伤阴灼血，形成阳热体质或阴虚体质。

3 - 生活起居

过度的劳累，比如长期熬夜，积劳损阴，也容易形成阴虚体质。

4 - 情欲房劳

《素问·上古天真论》有一段描述："醉以入房，以欲竭其精，以耗散其真，不知持满，不时御神，务快其心，故半百而衰也。"性事不节，纵欲耗精，容易形成阴虚体质。

5 - 疾病因素

一些慢性消耗性疾病、出血性疾病，耗伤阴精，久之易形成阴虚体质。

6 - 药物因素

过用苦寒之药泻下，易致化燥伤阴；若误用补法或用之不当，也可损伤阳气，伤阴劫液。如温病后期，若误以为阳气受损，妄投桂附姜类，可致死灰复燃，耗竭阴津。

三、诊断与治疗

（一）诊断

（1）形体特征：体形瘦长。

（2）常见表现：主项包括手足心热，平素易口燥咽干，鼻微干，口渴喜冷饮，大便干燥，舌红少津少苔。副项包括面色潮红，有烘热感，两目干涩，视物模糊，唇红微干，皮肤偏干，易生皱纹，眩晕耳鸣，睡眠差，小便短，脉象细弦或数。

（3）心理特征：性情急躁，外向好动，活泼。

（4）发病倾向：平素易患有阴亏燥热的病变，或病后易表现为阴亏症状。

（5）对外界环境适应能力：平素不耐热邪，耐冬不耐夏；不耐受燥邪。

（二）常用中成药

六味地黄丸

主要成分：熟地黄、酒萸肉、牡丹皮、山药、茯苓、泽泻。

功效主治：滋补肾阴。适用于肾阴亏虚症见头晕耳鸣，腰酸腿软，盗汗遗精，消渴。

用法用量：口服，大蜜丸每次1丸，每日2次。

左归丸

主要成分：怀熟地、山药、枸杞子、山茱萸肉、川牛膝、菟丝子、鹿角胶、龟甲胶。

功效主治：滋阴补肾，填精益髓。用于头目眩晕，腰酸肢软，舌光少苔，脉细。

用法用量：口服，每次9g，每日2次。

大补阴丸

主要成分：熟地黄、知母（盐砂）、黄柏（盐砂）、龟甲（醋炙）、猪脊髓。

功效主治：本品滋阴降火。用于阴虚火旺，潮热盗汗，咳嗽，耳鸣遗精。

用法用量：口服，水蜜丸每次6g，每日2~3次。

四、膏方调理

◎补益煎

组　　成：生地2000g，生天门冬500g，生藕500g，生姜250g（以上4味锉碎，用生绢袋绞取汁），石斛（去根）30g，鹿茸（酥炙，去毛）30g，菟丝子（酒浸1宿，捣成片子，焙干）30g，牛膝（酒浸1宿，焙干）30g，黄芪（锉）30g，柴胡（去苗）30g，地骨皮30g，人参30g，白茯苓（去黑皮）30g，肉桂（去粗皮）30g，木香30g，附子（炮裂，去皮脐）30g，酒200ml，牛酥250g，蜜250g。

功　　用：补肝肾，益精血，调阴阳，驻颜润肌。

主　　治：肝肾不足，阴阳失调之证。虚劳肌瘦，腿膝少力，不思饮食，皮肤生疮等。

治疗特色：补益煎具有补肝肾、益精血、调阴阳、驻颜润肌的功效。本方以生地为滋补肝肾之阴的君药，配合天门冬、生藕、生姜调理气血，宗"善补阴者，必于阳中求阴"的理念，方中加入肉桂、附子、鹿茸、菟丝子以补益肾阳，方中还设立了一组药性轻灵、走而不守的药物，如柴胡、木香以防止滋阴药物过于黏腻。

第四节　痰湿体质

一、概述

《黄帝内经》中有"肥人""肥贵人""脂人"之说，即指体内痰湿较盛之质。概括起来说，痰湿体质是指由于体内水液内停而致痰湿停聚，以黏滞重浊为主要特征的一种体质状态。

二、病因病机

（一）先天因素

如先天禀赋不足，脾胃吸收水谷转化精微物质的能力较弱，容易痰湿成聚，若父母素体有痰湿，子女也容易禀受体质。如王珪在《泰定养生主论》曰："父母俱有痰，我禀此，则与生俱来也。"此外，母体妊娠时若嗜食肥甘厚味，也会影响胎儿的体质状态。

（二）后天因素

1. 饮食因素

脾主运化，胃主受纳腐熟，饮食内伤，伤及脾胃，聚湿生痰。如暴饮暴食或时饥时饱、嗜食肥甘厚味，抽烟、喝酒、嗜茶、嗜咖啡也可以助湿生痰。

2. 过度安逸

《素问·宣明五气》所说"久卧伤气，久坐伤肉"正说明此，不过当代社会上班族工作长时间伏案，或生活习惯不好，也会导致气机不畅，逐渐形成痰湿体质。

3. 情志失调

《医学入门》中指出："皆因饮水及茶酒停蓄不散，再加外邪生冷，七情相搏成痰。"

（三）自然环境因素

痰湿体质的形成受地理环境影响，如江南潮湿之地，长时间居于湿地，内湿与外湿相合，困阻脏腑，引起功能失调，容易聚湿生痰。

三、诊断与治疗

（一）诊断

（1）形体特征：体形肥胖，腹部肥满松软。

（2）常见表现：主项包括面部皮肤油脂较多，多汗且黏，胸闷，痰多。副项包括面色黄胖而黯，眼胞微浮，容易困倦，平素舌体胖大，舌苔白腻，口黏腻或甜，身重，脉滑，喜食肥甘，大便正常或不实，小便不多或微浑。

（3）心理特征：性格偏温和，稳重恭谦，豁达，多善于忍耐。

（4）发病倾向：易患消渴、中风、胸痹等病症。

（5）对外界环境适应能力：对梅雨季节及潮湿环境适应能力差，易患湿证。

（二）常用中成药

香砂平胃散

主要成分：苍术（米泔水浸，炒）、陈皮、厚朴（姜炒）、甘草（炙）、缩砂（研）、香附（醋炒）、南山楂、神曲（炒）、麦芽（炒）、枳壳（麸炒）、白芍（炒）。

功效主治：健脾，温中，燥湿。本品用于饮食不节，食湿互滞所致的胃脘胀痛，消化不良。

用法用量：口服，每次6g，每日1～2次。

藿香正气水

主要成分：苍术、陈皮、姜厚朴、白芷、茯苓、大腹皮、生半夏、甘草浸膏、广藿香油、紫苏叶油。

功效主治：解表化湿，理气和中。用于外感风寒、内伤湿滞或夏伤暑湿所致的感冒，症见头痛昏重、脘腹胀痛、胸膈痞闷、呕吐泄泻；胃肠型感冒见上述症状者。

用法用量：口服，每次半支（5ml）～1支（10ml），每日2次，用时摇匀。

四、膏方调理

◎化痰除湿膏

组　　成：法半夏100g，橘红100g，桔梗100g，枳实100g，熟大黄50g，川芎60g，炒白芍100g，茯苓100g，炙甘草30g，黄芩100g，苍术100g，神曲100g，山楂100g，浙贝母100g，竹茹100g，佛手100g，香橼100g，制南星60g，泽泻150g，荷叶100g，姜黄100g，制何首乌150g，黄芪100g，党参100g，炒白术100g，白扁豆100g，怀山药100g，莲子肉100g，薏苡仁200g，广木香100g，阿胶200g，冰糖250g。

功　　用：健脾利湿，化痰泄浊。

主　　治：脾虚湿盛，痰湿中满之证，肥胖、目胞微浮，容易困倦，胖大舌，苔白腻，口黏腻或甜，大便黏滞不爽。

治疗特色："脾为生痰之源"，本膏方在除湿化痰的药物基础上，加强了补气健脾药物的使用，同时，配合理气开胃的药物，使膏方整体补而不腻，药力被人体充分吸收。

第五节　湿热体质

一、概述

湿热体质在古代医著中有一些零散的论述，古代医家常将湿热体质称为"酒客""酒家""酒客辈""素禀湿热""湿热者"等。概括起来说，湿热体质是以湿热内蕴为主要特征的一种体质状态。

二、病因病机

关于湿热体质的形成，通过查阅古今文献，认为湿热体质的成因主要包括先天因素、激烈的社会竞争、饮食结构变化、进食速度过快、不良生活方式、过度吸烟、过量饮酒、滥用补品等方面。

三、诊断与治疗

（一）诊断

（1）形体特征：形体偏胖。

（2）常见表现：主项包括平素面垢油光，易生痤疮，舌质偏红、苔黄腻，容易口苦口干，身重困倦。副项包括心烦懈怠，眼筋红赤，大便燥结，或黏滞，小便短赤，男易阴囊潮湿，女易带下量多，脉象多见滑数。

（3）心理特征：性格多急躁易怒。

（4）发病倾向：易患疮疖、黄疸、火热等病症。

（5）对外界环境适应能力：对湿环境或气温偏高，尤其夏末秋初，湿热交蒸气候较难适应。

（二）常用中成药

甘露消毒丸

主要成分：飞滑石、淡黄芩、绵茵陈、石菖蒲、川贝母、木通、藿香、连翘、白蔻仁、薄荷、射干。

功效主治：利湿化浊，清热解毒。主治湿温时疫，邪在气分，湿热并重证。

用法用量：口服，丸剂，每次6～9g，每日2次。

龙胆泻肝丸

主要成分：龙胆、柴胡、黄芩、栀子、泽泻、木通、车前子、当归、生地、炙甘草。

功效主治： 清肝胆，利湿热。用于肝胆湿热，头晕目赤，耳鸣耳聋，胁痛口苦，尿赤，湿热带下。

用法用量： 口服，每次3～6g，每日2次。

四、膏方调理

◎清热利湿膏

组　　成： 黄芩100g，黄连100g，黄柏100g，茵陈蒿300g，滑石100g，栀子100g，熟大黄80g，法半夏100g，橘红100g，枳实100g，川芎60g，炒白芍150g，茯苓100g，苍术100g，神曲100g，山楂100g，竹茹100g，佛手100g，香橼100g，胆南星50g，泽泻150g，荷叶100g，制何首乌150g，党参100g，白扁豆100g，黑料豆100g，莲子肉100g，薏苡仁200g，生甘草30g，决明子150g，虎杖150g，阿胶200g，冰糖250g。

功　　用： 清热化湿，健脾和胃。

主　　治： 脾虚湿热内蕴之证，体胖，面部易发痤疮，口干口苦，身重困倦，大便燥结或黏滞，舌红苔黄厚腻。

治疗特色： 清热利湿膏以苦寒燥湿之药作为君药，在清热化湿的同时佐以通利之泽泻、荷叶、薏苡仁、决明子、虎杖等，使湿热有出路。本方也重视顾护脾胃，清热之药性味寒凉，易伤脾胃，故辅以健脾护胃的中药，以护卫"后天之本"，与此同时，配伍理气开胃药物佛手、香橼、山楂、枳实等，使膏方补而不腻，更利于药物的吸收，增强疗效。

第六节　气郁体质

一、概述

《黄帝内经》称："易伤以忧。"提出了情志不畅会伤及身体。经过长期的研究，气郁体质是指由于长期情志不舒、气机郁滞而形成的以性格内向、敏感多疑、忧郁脆弱为主要特征的一种体质状态。

二、病因病机

（一）先天因素

子女会禀受父母的气郁体质，而母体妊娠时若养护不当，情志不畅，也会影响胎儿气机，导致气郁体质的形成。

（二）后天因素

1- 情志失调

长期的情志不畅，影响全身的气机运行，破坏了脏腑功能，逐渐形成气郁体质。

2- 过度安逸

此处包括长期伏案工作的上班族，久坐伤气，加之工作压力大，易生郁滞；还包括好逸恶劳不喜动之人，运动太少，也易生气郁。

3- 病后调理不当

患病后疏于调理，也会导致气机失调，或因病情而心情忧郁，也会导致气郁体质产生。

三、诊断与治疗

（一）诊断

（1）形体特征：形体偏瘦。

（2）常见表现：主项包括平素忧郁面貌，神情多烦闷不乐。副项包括胸胁胀满，或走窜疼痛，多伴善太息，或嗳气呃逆，或咽间有异物感，或乳房胀痛，睡眠较差，食欲减退，惊悸怔忡，健忘，痰多，大便偏干，小便正常，舌淡红、苔薄白，脉象弦细。

（3）心理特征：性格内向不稳定，忧郁脆弱，敏感多疑。

（4）发病倾向：易患郁证、脏躁、百合病、不寐、梅核气、惊恐等病症。

（5）对外界环境适应能力：对精神刺激适应能力较差，不喜阴雨天气。

（二）常用中成药

逍遥丸

主要成分：柴胡、当归、白芍、炒白术、茯苓、炙甘草、薄荷、生姜。

功效主治：疏肝调经，健脾养血。用于肝气郁滞症见头晕目眩，胸胁胀痛，食欲减退，月经不调等。

用法用量：口服，每次8g，每日3次。

丹栀逍遥丸

主要成分：牡丹皮、栀子（炒焦）、柴胡（酒制）、白芍（酒炒）、当归、茯苓、白术（土炒）、薄荷、甘草（蜜炙）。

功效主治：疏肝解郁，清热调经。用于肝郁化火，胸胁胀痛，烦闷急躁，颊赤口干，食欲不振或有潮热，以及妇女月经先期，经行不畅，乳房与小腹胀痛。

用法用量：口服，每次6~9g，每日2次。

四、膏方调理

◎疏肝解郁膏

组　成：柴胡100g，香附150g，沉香（后下）50g，党参100g，炒白术100g，茯苓100g，炙甘草50g，生地100g，赤芍100g，当归100g，川芎60g，大枣200g，桂圆肉100g，制何首乌150g，白扁豆100g，怀山药100g，莲子肉100g，淮小麦300g，百合200g，女贞子100g，旱莲草100g，桑椹100g，酸枣仁150g，柏子仁100g，炙远志60g，鸡血藤150g，夜交藤200g，广郁金100g，陈皮100g，广木香100g，佛手100g，合欢皮100g，炒谷芽100g，炒麦芽100g，鸡内金100g，阿胶200g，蜂蜜100g，冰糖200g。

功　用：疏肝行气，开郁散结。

主　　治：肝郁脾虚之证，胸胁胀满，善太息，频繁嗳气不舒，或咽间有异物
　　　　　感，或乳房胀痛，睡眠较差等。

治疗特色：本膏方在行气解郁药物沉香、郁金等的基础上，联合疏肝健脾的药
　　　　　物如柴胡、香附、党参、炒白术、茯苓等。情志不舒易影响睡眠，
　　　　　故配伍一组养心安神的药物桂圆肉、淮小麦、百合、酸枣仁、柏子
　　　　　仁、炙远志等，而在制方过程中，考虑到理气不宜过燥，养阴不宜
　　　　　过腻，故加入养血活血、开胃消食的药物，以促进气血运行，增强
　　　　　疗效。

第七节　血瘀体质

一、概述

《黄帝内经》称"素有恶血在内""太阴之人，多阴而无阳，其阴血浊，其卫气涩。"《伤寒论》称"本有久瘀血"。皆指出该型之人有气血凝滞、瘀浊不畅的特点。血瘀体质是指体内有血液运行不畅的潜在倾向或者瘀血内阻的病理基础，以血瘀表现为主要特征的一种体质状态。

二、病因病机

关于瘀血体质的形成，主要包括先天因素与后天因素。

（一）先天因素

日本学者将人体的体质分为三大类，瘀血体质是其中的一型，其强调体质的遗传性，指出瘀血体质者瘀血性疾患发病的早晚，取决于遗传因子。

（二）后天获得因素

1. 素体因素

女子以血为本，以肝为先天，有经带胎产乳等病理特点，易致气虚无力运血

或气滞影响血行，形成血瘀体质，特别是产后元气亏虚，不免瘀血停留，易致潜病态的瘀血体质形成。老年人由于"食后便卧及终日稳坐，皆能凝结气血"，故"老人气血多滞"。

2 - 跌仆损伤

跌仆损伤等外伤因素可使血液的生成和运行发生障碍，瘀血滞内而不散，久之则形成血瘀体质。

3 - 久病迁延

慢性病久治迁延不愈，导致脏腑功能失调，影响气机升降出入，久则影响血运，形成瘀血体质。

4 - 生活习惯

饮食五味的偏嗜、劳逸失调，会影响脏腑功能及气血运行，进而引起瘀血发生。

三、诊断与治疗

（一）诊断

（1）形体特征：瘦人居多。

（2）常见表现：主项包括平素面色晦暗，皮肤偏黯或色素沉着，容易出现瘀斑，易患疼痛，口唇黯淡或紫，舌质黯有瘀点，或片状瘀斑，舌下静脉曲张，脉象细涩或结代。副项包括眼眶黯黑，鼻部黯滞，发易脱落，肌肤干或甲错，女性多见痛经、闭经或经色紫黑有块、崩漏。

（3）心理特征：性格内郁，心情不快易烦，急躁健忘。

（4）发病倾向：易患出血、癥瘕、中风、胸痹等病证。

（5）对外界环境适应能力：不耐受风邪、寒邪。

（二）常用中成药

血府逐瘀丸

主要成分： 川芎、当归、生地、赤芍、桃仁、红花、牛膝、枳壳（麸炒）、桔梗、柴胡、甘草。

功效主治： 行气活血，祛瘀止痛。主治瘀血内阻症见头痛或胸痛，心悸怔忡，失眠多梦，急躁易怒等。

用法用量： 口服，每次1~2丸，每日2次，空腹用红糖水送服。

桂枝茯苓丸

主要成分： 赤芍、茯苓、桂枝、牡丹皮、桃仁。

功效主治： 活血，化瘀，消癥。用于妇人宿有癥块，或血瘀经闭，行经腹痛，产后恶露不尽。

用法用量： 口服，每次1丸，每日1~2次。

四、膏方调理

◎活血化瘀膏

组　　成： 桃仁100g，红花80g，川芎100g，当归100g，生地100g，赤芍100g，北山楂100g，丹参200g，鸡血藤200g，地鳖虫100g，水蛭100g，僵蚕100g，地龙100g，党参120g，黄芪120g，白术100g，茯苓100g，炙甘草50g，桂枝100g，制何首乌150g，桔梗100g，怀牛膝150g，陈皮100g，广木香100g，广郁金100g，延胡索100g，乳香60g，没药60g，鸡内金100g，炒谷芽100g，炒麦芽100g，三七粉（冲入）100g，阿胶200g，冰糖250g。

功　　用： 活血，化瘀，通络。

主　　治： 血瘀络阻之证，面色晦暗，皮肤易色素沉着，易感疼痛，口唇紫黯，舌质暗有瘀点，或片状瘀斑等。

治疗特色：本膏方在治疗中符合"疏其血气，令其条达"的原则，养阴以活血，温阳以行血，调气以化瘀，配合虫类药物搜剔通络，使得顽痰血丝尽除，又用桔梗、牛膝、桂枝引导药力上行下走，使药力遍布全身各个脏腑，充分发挥作用。

第八节　特禀体质

一、概述

特禀体质是指由于先天禀赋不足以及禀赋遗传等原因造成的一种特殊的体质。包括先天性、遗传性的生理缺陷与疾病、过敏反应等。

二、病因病机

关于特禀体质的形成，主要包括先天不足、后天饮食失宜、生活习惯不规律、精神情志欠佳、环境污染、疾病及药物因素等。

三、诊断与治疗

（一）诊断

（1）形体特征：无特殊，或有畸形，或有先天生理缺陷。

（2）常见表现：遗传性疾病有垂直遗传、先天性、家族性特征；胎传性疾病为母体影响胎儿个体生长发育及相关疾病特征。

（3）心理特征：因禀质特异情况而不同。

（4）发病倾向：过敏体质者易药物过敏，易患花粉症；遗传疾病如血友病、先天愚型及中医所称"五迟""五软""解颅"等；胎传疾病如胎寒、胎热、胎惊、胎肥、胎弱等。

（5）对外界环境适应能力：适应能力差，如过敏体质者对过敏季节适应能力差，易引发宿疾。

（二）常用中成药

防风通圣丸

主要成分： 防风、荆芥穗、薄荷、麻黄、大黄、芒硝、栀子、滑石、桔梗、石膏、川芎、当归、黄芩、连翘、甘草、白芍、白术（炒）。

功效主治： 解表通里，清热解毒。用于荨麻疹，湿疹，大便秘结。

用法用量： 口服，每次1袋（6g），每日2次。

玉屏风颗粒

主要成分： 黄芪、白术（炒）、防风。

功效主治： 益气，固表，止汗。用于表虚不固，自汗恶风，面色㿠白，或体虚易感风邪者。

用法用量： 开水冲服，每次5g，每日3次。

四、膏方调理

◎截敏膏

组　成： 黄芪150g，党参150g，炒白术150g，茯苓150g，炙甘草60g，生牡蛎（先煎）150g，生龙骨（先煎）150g，桂枝100g，炒白芍100g，荆芥100g，防风100g，蝉蜕100g，僵蚕100g，徐长卿200g，乌梅100g，当归100g，生地100g，鸡血藤150g，夜交藤150g，川芎60g，黄芩100g，牡丹皮100g，陈皮100g，木香100g，佛手100g，炒麦芽120g，炒谷芽120g，生姜100g，大枣200g，阿胶200g，冰糖250g。

功　用： 益气固表，养血消风。

主　治： 表虚不固、血虚风燥，易感外邪，症见鼻流清涕，喷嚏时作，耳目鼻窍发痒，皮肤散见丘疹风团，甚则腹痛腹泻等。

治疗特色：本膏方用药以补益元气的药物为主，配合凉血和血的药物，如黄芩、牡丹皮、炒白芍、当归等，正所谓"治风先治血，血行风自灭"，同时用祛风息风的药物，如荆芥、防风、蝉蜕、僵蚕等，同时注意调和营卫，方能收到不错疗效。

第九节　平和体质

一、概述

《黄帝内经》中就有"阴阳和平之人""平人"的说法。平和体质是指先天禀赋良好，后天调养得当，以面色红润，精力充沛，体态适中，脏腑功能状态强健为主要特征的一种体质状态。

二、成因

先天禀赋良好，后天调养得当。

三、诊断与治疗

（一）诊断

（1）形体特征：体形匀称健壮。

（2）常见表现：面色、肤色润泽，头发稠密有光泽，目光有神，鼻色明润，嗅觉通利，味觉正常，唇色红润，精力充沛，不易疲劳，耐受寒热，睡眠安和，胃纳良好，二便正常，舌色淡红、苔薄白，脉和有神。

（3）心理特征：性格随和开朗。

（4）发病倾向：平素患病较少。

（5）对外界环境适应能力：对自然环境和社会环境适应能力较强。

（二）常用中成药

> **六味地黄丸**
>
> **主要成分：** 熟地黄、酒萸肉、牡丹皮、山药、茯苓、泽泻。
>
> **功效主治：** 滋阴补肾。用于肾阴亏损，头晕耳鸣，腰膝酸软，骨蒸潮热，盗汗遗精，消渴。
>
> **用法用量：** 口服，大蜜丸每次1丸，每日2次。

四、膏方调理

◎十全大补膏

组　　成： 党参60g，白术（炒）90g，茯苓90g，炙甘草30g，当归90g，川芎60g，白芍（酒炒）90g，熟地黄120g，炙黄芪120g，肉桂30g，蜂蜜150g。

功　　用： 温补气血。

主　　治： 气血两虚证。面色萎黄，倦怠食少，头晕目眩，神疲气短，心悸怔忡，自汗盗汗，四肢不温，舌淡，脉细弱；以及妇女崩漏，月经不调，疮疡不敛等。

治疗特色： 本膏方能温补气血，方中人参、白术、茯苓、甘草四味即四君子汤，益气补中，健脾养胃；当归、熟地黄、白芍药、川芎四味即四物汤，养血滋阴，补肝益肾；黄芪大补肺气，与四君子同用，则补气之功更优，加以肉桂补元阳，暖脾胃。诸药合用，共奏温补气血之功。

第九章
膏方调治亚健康

亚健康是健康与疾病之间的一种临界状态，又称为"亚临床状态""灰色状态""第三状态"等，是指处于健康和疾病之间的连续过程的特殊阶段。亚健康状态不稳定，易转化，可因调理得当而恢复到健康状态，也可因处置不当或疏于调护进而发展成各种疾病。

针对亚健康的一些常见症状表现，比如无明显病因的易感疲劳、睡眠不佳、肌肉筋骨慢性疼痛、情绪不振、消化道不适等，可以予以膏方调理，辨证施药，匡扶正气，改善内环境，调理阴阳，纠正其衰盛偏颇、调和脏腑血气，令患者体内阴阳重达新的平衡，即"天人相应"，减少和避免疾病的发生和发展。

第一节　疲劳性亚健康

一、概述

疲劳为亚健康的常见表现之一，患者大多感觉疲劳，若去医院进行检查，大多结果为无器质性病变，可疲劳感的确存在。躯体性疲劳为健康人劳累后经常出现的现象，经休息即可恢复，但经常劳累且未得到充分休息，则会引发亚健康，乃至疾病。传统中医学并无"慢性疲劳"这一病名，根据其症状，将其归于虚劳、内伤范畴，临床上辨证论治。中医学显示，人的健康是人与社会、自然相互协调及机体阴阳平衡的结果。"平人者，不病也"，"阴平阳秘，精神乃治"，阴阳失调者即会产生疲劳状态，乃至发病。

慢性疲劳指以自我感觉虚弱无力、记忆力下降、注意力不集中为特征，虽经充分休息却不能缓解，持续或反复发作6个月以上的临床综合征。临床上将原因不明的慢性疲劳又称为特发性疲劳，分为躯体疲劳、脑力疲劳和精神疲劳。目前疲劳发病的原因尚不明确，可能与体力、脑力、心理和社交等多种因素相关，还可能掺杂着疾病等原因，致使单一疲劳的症状并不典型而未突显，往往易被忽视。

二、病因病机

疲劳在古文中常被描述为"懈怠""懈惰""四肢不举""四肢劳倦"和"四肢不欲动"等，如今中医临床中多用"周身乏力""神疲乏力""四肢倦怠"等描述。大多数学者认为，其病位主要为心、肝、脾、肾，其中以肝、脾居多。

1 - 情志失调，肝失疏泄

《素问·举痛论》表明"一有怫郁，百病丛生"，"百病皆生于气"，情志因素可使脏腑气血的运行有所改变，导致一系列的临床症状。其中以长期忧思郁怒伤肝，肝气郁结所致居多。现代化的快节奏生活方式、不良情志刺激、社会环境因素等使机体精神过度紧张，或长期抑郁，超出机体的调节能力，致使肝失疏泄、气机不畅，产生疲劳感、对社会适应能力减退、自我调节能力下降等精神情志、气血津液和脏腑功能失调的病理变化，因而产生心情郁闷、注意力不集中、急躁易怒等多种精神和情志异常的症状。

2 - 劳倦伤心，耗气伤血

心藏神，主宰人体五脏六腑、形体官窍等一切生理活动以及人体精神、意识、思维活动。若心之气血耗伤，神失所养，则会出现精神恍惚、思想难以集中、夜寐不安及记忆力减退等诸多症状。脾主思，心藏神，心脾均与记忆密切相关。《灵枢·本神》指出："脾忧而不解则伤意，意伤则闷乱，四肢不举。"表明思虑劳役过度，损伤心脾，致使脑力衰弱，记忆、思维减退，进而导致精神疲劳。

3 - 饮食伤脾，气血生化乏源

脾主肌肉四肢，与人体肢体活动、肌肉能力和疲劳产生的关系密切。《灵枢·经脉》指出脾经经气变动为病可引起全身疲劳。如若饮食失节或劳役损伤脾胃，则脾胃功能异常，导致气血失调、阴阳失衡、水谷精微布化异常，出现一系列机体失养虚损之症。

由此可见，心、肝、脾三脏功能的正常关系到慢性疲劳的发生发展，其中肝起主导作用，心、脾劳损为慢性疲劳的重要临床表现。

三、诊断与治疗

（一）诊断

疲劳性亚健康的主要特征：

（1）形体特征：体力下降，肌肉疼痛，动作缓慢，记忆力下降，反应迟钝。

（2）心理特征：精神不振，心绪不宁，情绪波动。

（3）常见表现：虚弱无力，肢体容易疲乏，精神不振，气短懒言，纳食差，头晕目眩，注意力分散，思维紊乱，烦躁易怒。

（4）发病倾向：身体抵抗力下降而产生各种疾病，脑力性疲劳易诱发智力衰退、神经衰弱等疾病，心理性疲劳日久即会诱发忧郁、失眠、冠心病、高血压病及胃病等身心疾病。

（二）常用中成药

洋参含片

主要成分：西洋参。

功效主治：抗疲劳，调节免疫力，益气养阴。用于气虚证。

用法用量：口服，含服，每次1~2片，每日2~3次。

混元丹

主要成分：茯苓、紫河车、人参、砂仁、木香、益智仁、牡丹皮、远志。

功效主治：健脾益肾。用于先天不足，后天失调，脾胃虚弱引起的体质虚弱。

用法用量：口服，每次2丸，每日2次。

> **人参健脾丸**
>
> **主要成分：** 人参、炙黄芪、山药、木香、茯苓、白术（麸炒）、陈皮、砂
>   　　　　　仁、当归、酸枣仁（炒）、远志（制）。
> **功效主治：** 健脾和胃。用于治疗脾胃虚弱，精神倦怠，肢体困倦之症。
> **用法用量：** 口服，每次9g，每日2次。

四、膏方调理

◎补益煎

组　　成：生地2000g，生天门冬500g，生藕500g，生姜250g（以上4味锉碎，
　　　　　用生绢袋绞取汁），石斛（去根）30g，鹿茸（酥炙，去毛）30g，
　　　　　菟丝子（酒浸1宿，捣成片子，焙干）30g，牛膝（酒浸1宿，焙干）
　　　　　30g，黄芪（锉）30g，柴胡（去苗）30g，地骨皮30g，人参30g，
　　　　　白茯苓（去黑皮）30g，肉桂（去粗皮）30g，木香30g，附子（炮裂，
　　　　　去皮脐）30g，酒200ml，牛酥250g，蜜250g。

功　　用：补肝肾，益精血，调阴阳，驻颜润肌。

主　　治：肝肾不足，阴阳失调之证。虚劳肌瘦，腿膝少力，不思饮食，皮肤生疮。

治疗特色：补益煎具有补肝肾、益精血之效，全方肝肾同治，阴阳并补，补泻
　　　　　同施。以养阴药物如天门冬、地黄、石斛，配合补肾强腰膝、益
　　　　　精血的药物如鹿茸、菟丝子、牛膝，以补肝肾，益精血。再加入人
　　　　　参、黄芪、茯苓、肉桂、附子温阳补气，辅以疏肝理气而清虚热的
　　　　　药物如柴胡、木香、地骨皮，清热凉血的药物如牛酥、蜜、藕汁，
　　　　　并用生姜和胃，以达到阴阳并补、补泻同施的作用。补益煎一般适
　　　　　宜于乏力消瘦，腰膝酸软，食欲不振的肝肾不足人群。

◎龟鹿二仙膏

组　　成：鹿角（用新鲜麋鹿杀取角，解的不用，马鹿角不用，去角脑梢骨
　　　　　6.6cm，绝断劈开，净用）5000g，龟甲（去弦，洗净，捶碎）
　　　　　2500g，人参450g，枸杞子900g。

功　　用：滋阴填精，益气壮阳。

主　　治：真元虚损，精血不足证。全身瘦削，阳痿遗精，两目昏花，腰膝酸软，久不孕育。

治疗特色：龟甲可以补心、补肾、补血，皆以养阴也；鹿角可以补命、补精、补气，以养阳也。此方用鹿角胶补督脉，壮元阳；龟甲养肾阴，益精血；二味相合，能调和阴阳。人参善于固气，气固则精不遗；枸杞善于滋阴，阴滋则火不泄。四药相配，乃气血阴阳交补之剂。龟鹿二仙胶一般适宜于乏力消瘦，腰膝酸软，阳痿遗精，久不孕育的精血不足人群。

◎鹿角胶煎

组　　成：鹿角胶1000g（捣碎，作4分，于锅中熬令色黄），紫苏子200g（以酒100ml研滤取汁），生地黄500g（取汁），生姜500g（取汁），黄牛酥100g，白蜜1500g。

功　　用：补五脏，益精血，调阴阳。

主　　治：五劳七伤，四肢沉重，百事不任，怯怯无力，昏昏欲睡，身无润泽，腰痛顽痹，脚弱不便，不能久立，胸胁胀满，腹中雷鸣，春夏手足烦热，秋冬腰膝冷痛，心悸健忘，五脏风虚。

治疗特色：鹿角胶善补精血，壮元阳，与地黄相伍，能调和阴阳；苏子汁、白蜜、黄牛酥皆滋润之品，生姜汁去腥和胃。原著记载本方可补五脏，益心力，实骨髓，生肌肉，理风补虚，耳聪目明。鹿角胶煎一般适宜于倦怠嗜睡，四肢沉重，胸胁胀满，心悸健忘，腰膝酸软，手足烦热的脏腑虚损的人群。

第二节　睡眠性亚健康

一、概述

如今，随着生活节奏不断加快，学习和工作压力不断增加，精神负荷逐渐增大，生物钟打乱等原因常导致失眠；或是突然受到重大的打击，如亲人离世、下岗失业、夫妻离异、公司倒闭、股票被套等，导致情绪低落，心情惊慌，精神刺激，也可引起睡眠障碍。长达一两个月的睡眠障碍，即属于亚健康状态，如若不能及时调整，可引发慢性失眠症，便从亚健康状态变为病理性身心疾病，会对工作和学习生活有一定影响。

睡眠性亚健康指主要表现为难以入睡，或多梦、易惊醒，或易早醒、醒后入睡困难等，或睡眠不足，或是嗜睡，晨起时伴有不快感，或睡眠不解乏，并排除其他可能导致睡眠紊乱的各种疾病，如重度抑郁症、发作性睡病等。睡眠障碍是亚健康状态的常见症状。失眠又称为入睡和维持睡眠障碍，通常指个人对睡眠时间或质量不满足并影响白天社会功能的一种主观体验。失眠困扰着现代人，其主要表现为难以入睡，半梦半醒，早醒或醒后入睡困难，以及睡眠较浅、多梦；易惊醒、有效睡眠时间短；晨起醒来头昏脑胀、颈肩酸痛、神疲乏力、食欲不佳，将上述的浅睡眠和失眠统称为睡眠障碍。人们往往不注重浅睡眠，但它对人体的危害程度与失眠相当。现代研究表明失眠患者不仅睡眠质量差，还伴有较多的心身症状，并且失眠越严重，心身症状越明显。

二、病因病机

睡眠障碍，中医将之称为不寐，该病名出自《难经·四十六难》，中医古籍中亦有"不得眠""目不瞑""不得卧""少寐""不眠"等相关名称。中医对睡眠的阐述已有两千余年，《黄帝内经》中就有记载，主要通过阴阳、营卫气血说对"寐寤"进行了较为深刻朴素的阐述。如"卫气昼日行于阳，夜半则行于阴。阴者主夜，夜者卧；阳者主上，阴者主下，故阴气积于下，阳气未尽，阳引而上，阴引而下。阴阳相引，故数欠。阳气尽，阴气盛，则目瞑。阴气尽而阳气盛，则寤矣"等描述。临证轻者入寐困难，时寐时醒，醒后不能再寐，或寐而不酣；重者可彻夜不寐。

中医认为本病以七情内伤为主要病因，病位主要在心，涉及肝、脾、肾、胆等脏腑，营卫失和、阴阳失调为病之本。本病的病因病机主要有虚实两方面。实者主要为情志失调、饮食失节、痰热内扰、肝失条达；虚者主要指疲劳过度、心肾不交、心脾两虚。

1 - 情志失调

七情内伤可导致脏腑功能失调。忧思过度，耗伤心脾，营血不足，心神失养以致失眠；五志过极亦可化火，热扰心神以致失眠；情志不遂，肝气郁结化火，火热扰动心神以致不寐。

2 - 素体亏虚

素体虚弱，肾阴不足，或禀赋不足，则心火独亢导致失眠；肾精虚少，不能化生营血，心失濡养，心无所依可致失眠，亦或肾阳衰惫，不能温煦心阳，心神失养以致不寐。

3 - 饮食失节

饮食失节，宿食内滞，中焦运化失司，脾胃升降失权，"胃不和则卧不安"；过食肥甘，酿生痰热，痰热扰心以致不寐。

三、诊断与治疗

（一）诊断

睡眠性亚健康的主要特征：
（1）形体特征：难以入睡，或睡得不深，不思饮食，口渴喜饮，目赤口苦。
（2）心理特征：性情急躁易怒。
（3）常见表现：不寐，易惊醒，心慌心烦，激惹或易发怒，食量减少，倦怠乏力，小便短赤，大便秘结。
（4）发病倾向：长时间失眠会引发神经衰弱和抑郁，并且神经衰弱又会加重失眠，则日久难愈。

（二）常用中成药

养血安神丸

主要成分：鸡血藤、何首乌藤、熟地黄、墨旱莲、生地、合欢皮、仙鹤草。
功效主治：养血安神。治疗失眠多梦引起的不耐疲劳，四肢困乏，健忘等症状。
用法用量：口服，每次6g，每日3次。

枣仁安神口服液

主要成分：酸枣仁、五味子、丹参。
功效主治：补心安神。用于失眠多梦，心悸气短，健忘，头晕口干之症。
用法用量：口服，每次10ml，每日1～2次。

四、膏方调理

◎人参养荣膏

组　　成：人参30g，白术（土炒）30g，茯苓10g，甘草（蜜炙）30g，当归30g，熟地黄10g，白芍（麸炒）90g，黄芪（蜜炙）30g，陈皮30g，远志（制）15g，肉桂30g，五味子（酒蒸）10g。

功　　用：益气补血，养心安神。

主　　治：心脾气血两虚证。倦怠无力，食少无味，惊悸健忘，夜寐不安，虚热自汗，咽干唇燥，形体消瘦，皮肤干枯，咳嗽气短，动则喘甚；或疮疡溃后气血不足，寒热不退，疮口久不收敛。

治疗特色：方中人参、黄芪、白术、茯苓、甘草补气益脾，熟地黄、当归、白芍补血养阴，且可阳生阴长，补气以生血；远志、五味子宁心安神；肉桂能导诸药入营生血；陈皮理气，与诸药同用，使全方补而不滞。配合成方，共奏益气补血、宁心安神之功。人参养荣膏一般适宜于倦怠乏力，食欲不振，失眠健忘，咽干口燥，咳嗽气短，自汗盗汗或疮口难敛的心脾两虚人群。

◎仙方凝灵膏

组　　成：松脂12000g，松子仁6000g，茯苓18000g，柏子仁6000g。

功　　用：养心安神，润肠。

主　　治：心虚健忘，肠燥，大便干结等症。

治疗特色："茯苓，《史记·龟策》传作伏灵，盖松之神灵之气，伏结而成，故谓之茯苓、茯神也。"方中茯苓安神健脾，松脂、松子仁皆善于养心祛风安神；配伍柏子仁，加强养心和润肠之效。少寐健忘、肠燥便秘者可常服之。《太平圣惠方》称为茯苓膏，并指出："顿服令饱，即可绝谷，久服轻身明月，不老复壮，发自更黑，齿落重生，延年益寿。"仙方凝灵膏一般适宜于失眠健忘，大便秘结的心虚肠燥人群。

◎宁志膏

组　　成：酸枣仁30g，党参30g，辰砂（水飞）15g，乳香0.3g，蜂蜜250g。

功　　用：宁心安神。

主　　治：气血不足，心悸怔忡，健忘失眠等症。

治疗特色：酸枣仁性收味酸，可安神，兼具滋养强壮之效，党参性平味甘，益气补血，养心安神。配伍辰砂，宁心安神，佐以乳香，推陈致新，有补益之妙。合用则心神清明，神志倍益，凡中老年因气血不足引起的失眠健忘、多梦、心悸忧郁等症，当能见效。宁志膏一般适宜于心悸怔忡，失眠健忘的气血不足人群。

第三节　疼痛性亚健康

一、概述

疼痛性亚健康是指以各种疼痛为主要表现，并排除可能导致疼痛的各种疾病。例如头痛，头部的慢性持续性的胀痛、钝痛、紧箍感和压迫感，即肌肉紧张性头痛；另一种更强烈的慢性头痛大多为头晕、眩晕或血管性头痛；还有颈肩部疼痛、腰背部酸痛、关节疼痛等。

疼痛是身体损伤时产生的一种不愉快和情绪性体验，是一类复杂的生理、病理变化。不论是酸痛、隐痛、刺痛、冷痛、胀闷痛、固定痛、游走痛、轻微疼痛、入夜痛甚、绵绵不休等各种性质的疼痛，都预示着机体已经受到了损伤。无论能否忍受，我们都应该好好审视一下自身的健康状态了。上述症状是偏离健康的征兆，影响人们的生活质量，并且长期持续则会导致病变。

二、病因病机

躯体疼痛性亚健康的主要临床表现为躯体疼痛。中医学认为，外感六淫、七情内伤、跌打损伤等都可导致疼痛，"不通则痛"和"不荣则痛"则是疼痛产生的主要病理基础。

1 - 不通则痛

"不通则痛"是疼痛的基本病机之一，《黄帝内经》中早有详细的论述，《素问·举痛论》曰："经脉流行不止，环周不休。寒气入经则稽迟，泣而不行，客于脉外则血少，客于脉中则气不通，故卒然而痛。"《灵枢·痛疽》则进一步阐释："寒邪客于经络之中，则血泣，血泣则脉不通。"《医醇賸义·诸痛》对"不通则痛"进行了全面总结："或因于风，或因于寒，或因于火，或因于气，痛各不同，而其为气凝血滞则一也。"表明气血运行障碍是引发疼痛的主要病机之一。

2 - 不荣则痛

"不荣则痛"则是疼痛的另一基本病机，《黄帝内经》中亦有记载。《灵枢·五癃津液别》云："阴阳不和，则使液溢而下流于阴，髓液皆减而下，下过度则虚，虚故腰背痛而胫酸。"表明了虚可致痛的观点。机体的各个组织器官，都需要气血濡养，才能维持其正常的生理运作。气血通达全身，发挥其濡养脏腑组织，抵御外邪，保护机体的作用，则须依靠经络的传注。致病因素作用于机体经络系统，使经络的功能失调，并能影响经络中气血的正常运行，经络缺乏气血的濡养而失和，导致发生病变的经络所属的脏腑组织及循行部位产生疼痛。

综上所述，无论是"不通则痛"还是"不荣则痛"，疼痛均源自于经络气血发生变化。当代中医学家任应秋教授也曾指出："无论什么地方发生疼痛，它的病机总在经络，无论什么原因的疼痛，它的病变总是在气血方面。"因此，治疗疼痛时应以调节经络气血为主。

三、诊断与治疗

（一）诊断

疼痛性亚健康的主要特征：

（1）形体特征：神疲乏力，头痛，腰腿疼痛，身重肢困，口苦纳呆。

（2）心理特征：心烦易怒，夜卧不宁，郁闷不乐。

（3）常见表现：以身体酸痛不适为主要表现，如紧张性头痛，血管性头痛，头晕或眩晕，肌肉关节疼痛，颈肩部疼痛以及腰背部酸痛等。

（4）发病倾向：长期的头痛会导致精神不集中，失眠，记忆力下降、烦躁等症状，腰腿长时间疼痛不适，可能发展为腰椎间盘突出，关节炎等疾病。

（二）常用中成药

松龄血脉康胶囊

主要成分： 葛根、珍珠层粉。

功效主治： 平肝潜阳，活血化瘀，镇心安神。用于治疗肝阳上亢或阴虚阳亢、气滞血瘀等证所致的头痛，眩晕，颈项强痛等。

用法用量： 口服，每次3粒，病重者可增为4粒，每日3次，病情稳定后可以每日2次维持。

血府逐瘀口服液

主要成分： 红花、桃仁、柴胡、当归、赤芍、生地黄、枳壳、牛膝、川芎、桔梗、甘草。

功效主治： 活血祛瘀，行气止痛。主要用于治疗瘀血内阻，头痛，胸痛，痛处固定，心悸心慌等。

用法用量： 口服，每次10ml，每日3次。

清眩丸

主要成分： 白芷、川芎、薄荷、荆芥穗、石膏。

功效主治： 止痛，散风清热。治疗头晕目眩，头痛，偏头痛，牙痛，鼻塞和心烦不安等。

用法用量： 口服，每次1~2丸，每日2次。

四、膏方调理

◎五枝煎

组　成：桑枝1000g，桃枝1000g，槐枝1000g，柳枝1000g，百灵藤枝1000g，黑豆1000g，羌活60g，防风60g。

功　用：祛风利湿，通络止痛。

主　治：风湿痹痛，肢体缓弱，腹内拘急不得俯仰等。

治疗特色：本方以五种树枝集一方，祛风湿，治痹痛，配以黑豆补益肝肾，攻补兼施，善治风湿痹痛。原注云："若妇人血风，手足挛跛，半身不遂，入桂并当归末各一两，地黄汁七合，生姜汁三合，和前药同煎神效。其渣乘热分作三处，以帛裹之，每夜服药后，熨不遂处，速效。冷而加酒拌炒热用之。"五枝煎一般适宜于风湿关节疼痛的人群。

◎清空膏

组　成：羌活90g，防风60g，炙甘草15g，黄芩（配炒）90g，黄连（配炒）30g，柴胡21g，川芎15g，茶叶50g。

功　用：清热燥湿，祛风止痛。

主　治：风热上攻所致的偏正头痛，头昏目胀，舌红苔黄等。

治疗特色：防风功能发表祛风、胜湿止痛，具有解热、抗炎、镇痛等作用；羌活功能散表寒、祛风湿，是治疗受风寒头痛的要药；黄芩功能退寒热、除风热、湿热、头痛，具有明显的降压和解热、镇静等作用；黄连性寒，味苦，有清热燥湿、泻火解毒的作用，善清心火、胃火；柴胡性温，味苦，疏肝解郁、辛散退热；川芎行气开郁、活血止痛，可以扩张脑血管，对中枢有镇静作用，并能降低血压；茶叶性凉，味甘，清头目、除烦渴、化痰消食、利尿解毒。诸药合用，共奏清热祛风、行气活血之功，适用于风热上攻引起的头痛诸病。清空膏一般适宜于偏正头痛、头昏目胀的人群。也可作为血管神经性头痛、感冒头痛、高血压头痛的辅助治疗。

◎夏枯草膏

组　　成：夏枯草1000g，蜂蜜250g。

功　　用：清肝火，散郁结。

主　　治：肝火旺盛之目赤肿痛，目珠疼痛，羞明流泪，头痛眩晕等。

治疗特色：夏枯草性寒，味苦、辛，苦能泄降，辛能疏化，善于宣泄肝胆木火之郁滞，而调利气血之运行。其不仅能清肝明目，用于头痛眩晕、目赤肿痛等症，又有清热散结的作用，用于瘰疬（淋巴结核）、瘿瘤（甲状腺肿）、痄腮（腮腺炎）等。本品还有利尿和降血压作用，对老年高血压病效果良好，还可用于乳腺癌、淋巴瘤等。夏枯草膏一般适宜于眼球疼痛，畏光流泪，头痛眩晕，颈项肿块的人群。也可用于颈淋巴结核以及乳腺癌、甲状腺肿瘤等病症的辅助治疗。

第四节　心理性亚健康

一、概述

心理性亚健康是指西医学显示抑郁状态，但在诊断上尚不能符合抑郁症诊断的一类综合症候群。世界卫生组织的统计表明，全球抑郁症的发病率为5%～10%，20%的中国人具有抑郁症状。2003年美国的一份调查数据显示，13.4%的大学生被诊断为具有抑郁症状。中国青少年研究中心的调查结果表明，有3000万中国青少年具有情绪障碍和心理问题，并且大学生的行为与心理障碍率为16.0%～25.4%，近年仍有上升趋势。

心理性亚健康是亚健康的主要类型之一，临床主要表现为情绪不稳定和轻度抑郁等情绪、精神症状。心理问题是亚健康的重要内容之一，不妥善处理则会发展成为心理性亚健康。简而言之，心理性亚健康就是由心理问题导致或为主要表现的一系列亚健康状态的总称。心理性亚健康已经威胁人类的生存，因此呵护心理健康便成为重要的社会问题。2008年中国优生优育协会发布了一项对青少年开展的心理健康调查，结果显示大约3000万中国青少年处于心理性亚健康状态。例如许多高考学生在紧张的复习阶段会出现胃胀、食欲不振、恶心呕吐等症状，但生理检查的指标均正常，这实际上就是由于心理问题导致的躯体症状，只有通过调节心理，才能解决躯体症状。

二、病因病机

情志，主要指喜、怒、悲、忧、思、惊、恐7种情志活动，以及魂、魄、思、虑、智、意、志等精神状态，是人体生理、心理活动对外界环境的不同反应，也是脏腑功能活动的表现形式之一。心理问题成因较为复杂，可能与遗传、体质、七情内伤、外感并发和其他因素等有关。其中最主要的因素是情志失调，其总的病机是气机失调。气机失调会导致气血津液、脏腑功能失调，引起各种病变，并且影响疾病的发展和转归。其病位主要在肝，涉及心、脾、肾等。

1 - 气滞血瘀

肝主疏泄，调节情志，若反复持久的不良刺激，超过了机体对情志的调节，影响了肝主疏泄的功能，使肝失条达，肝气郁结，轻则情志不舒，烦躁郁闷；重则沮丧，坐立不安，搓手顿足，强迫思虑、行为，胸胁苦满，心慌悸动，夜不能寐等。又因为肝藏血调血，与气血运行关系密切。若情志不遂，气机失调，气血运行受阻，气滞血瘀，瘀血内阻，神明不能内守，则精神抑郁，性情急躁，胸胁憋闷胀痛；血滞不养心神，则心悸、健忘、失眠，妇女则因冲任不调，瘀血阻于胞宫以致少腹胀痛。

2 - 痰迷心窍

痰和精神情志的关系，早在《黄帝内经》中就有记载。金元时期，朱丹溪、张从正明确提出了痰致癫狂的病理机制，这逐渐成为中医对精神情志疾病认识的基础理论。肝主疏泄，气机调畅，则津行正常。若情志内伤，气郁化火，炼津成痰，上扰清窍，则会出现情志异常，如苦闷抑郁、记忆力减退、惊恐不安、夜寐易惊等。若痰浊扰胆，胆主决断，功能失常，不能控制自己的主观意识和动作，表现为犹豫不决、决策和判断力下降、强迫思考、动作迟缓、强迫行为等。若痰火扰心，则烦躁不宁、心烦心悸、入睡困难等。

3 - 心血不足

心主血脉而藏神，脾主运化是气血生化之源。七情内伤，耗伤气血，而致精神异常。若心理压力过大，思虑劳神太过，损伤脾气心血，机体失养，则纳呆，消瘦，四肢乏力。继而神失所养，出现心悸、健忘、失眠；气血不足则郁闷悲观，神情不安，行动迟缓，头晕头痛，面色萎黄。多以失眠乏力为主要临床症状，以懒、笨、忧虑为特点。

三、诊断与治疗

（一）诊断

心理性亚健康的主要特征：

（1）形体特征：注意力不集中，胸胁满闷，多疑烦闷，食欲不振，强迫思维。

（2）心理特征：精神抑郁，悲观失望，多愁善感。

（3）常见表现：失眠乏力，情绪不稳，精神不振，多思多虑，惊恐不安，附体妄想，纳差。

（4）发病倾向：情志失调超过机体的调节功能，则可能发展为抑郁症、焦虑症、恐惧症、癫狂等神经症以及心身疾病、精神类疾病等。

（二）常用中成药

牛黄清心丸

主要成分： 牛黄、当归、冰片、山药、白术、羚羊角、黄芩、川芎、桔梗、防风。

功效主治： 清心化痰，镇静开窍。治疗胸中郁热，惊悸虚烦，头晕目眩，癫痫惊风。

用法用量： 口服，每次1丸，每日1~2次。

丹栀逍遥丸

主要成分： 栀子、牡丹皮、白术、白芍、柴胡、当归、茯苓、炙甘草、薄荷。

功效主治： 疏肝解郁，清热泻火。用于治疗肝郁化火，胸胁胀满，烦闷易怒。

用法用量： 口服，每次6g，每日2次。

清心滚痰丸

主要成分： 金礞石、甘遂、牵牛了、羚羊角、大黄、水牛角粉。

功效主治： 清心涤痰。治疗顽痰蒙闭心窍引起的神志错乱，苦笑无常，语无
伦次，癫痫，心烦躁扰。

用法用量： 口服，每次1～2丸，每日2次。

四、膏方调理

◎归脾膏

组　　成： 当归90g，茯神90g，炒白术90g，党参90g，炒酸枣120g，龙眼肉
120g，黄芪120g，木香60g，生姜60g，远志60g，大枣50g，炙甘
草30g，白糖适量。

功　　用： 健脾安神，养血益气。

主　　治： 心脾气血不足，失眠多梦，心悸气短，体倦乏力，食欲不振，面色
萎黄等症。

治疗特色： 方中当归滋养营血，配伍龙眼肉，增强补心养血之效；黄芪健脾益
气；龙眼肉甘温健脾，同补心血；白术、人参甘温补气，与黄芪合
用，增加健脾益气的作用；茯神、远志和酸枣仁宁心安神；木香醒
脾理气，同养血益气药配伍使用，补中寓通，补而不腻。归脾膏一
般适宜于心悸怔忡，失眠多梦，乏力倦怠，食欲不振，异常出血的
心脾气血两虚人群。可作为神经衰弱、心脏病、贫血、慢性过敏性
鼻炎等病症应用。

◎朱砂安神膏

组　　成： 朱砂10g，甘草165g，黄连180g，当归75g，生地黄75g。

功　　用： 镇心安神，清热养血。

主　　治： 心火亢盛，阴血不足，心烦意乱，心悸多梦，舌尖红。

治疗特色： 方中朱砂性寒质重而专入心经，寒能清热，重能镇怯，是镇心安神

之要药。黄连苦寒，清心泻热，配伍朱砂使用，起重镇安神、清心除热之效；生地滋阴凉血；当归补养心血；甘草泻火补气，同时制约黄连之苦寒，化燥伤阴。诸药合用，为火旺伤阴、心神烦乱、怔忡失眠的治疗良方。朱砂安神膏一般适宜于烦躁心悸，失眠多梦，口腔溃疡的心火上炎人群。可辅助治疗神经衰弱或精神抑郁症所致的心悸健忘、失眠多梦、神志恍惚等。

◎柏子养心膏

组　　成： 柏子仁120g，枸杞子90g，当归、麦门冬、石菖蒲、茯神各50g，玄参、熟地黄各60g，龙眼肉、炼蜜各适量。

功　　用： 滋阴养血，补心安神。

主　　治： 阴血不足之失眠，精神恍惚，心悸，夜寐多梦，健忘，盗汗等。

治疗特色： 方中柏子仁性平，味甘，多用于阴血不足，心神失养之心悸、虚烦、失眠等症；熟地黄、当归入血分以养血补心；玄参、麦门冬甘寒清润，增强养阴宁心的功效；枸杞补肾阴、益精血；石菖蒲、茯神安定神志；龙眼肉补益心脾、养血安神，是血虚失眠的常用药物。诸药合用，滋阴养血，补心而宁神。柏子养心膏一般适宜于心悸失眠，多梦盗汗，皮肤干燥的阴血不足人群。可作为过度劳累、体质虚弱导致睡眠不佳、皮肤干燥、面色憔悴、眼圈发黑者保健服用。

第五节　胃肠性亚健康

一、概述

饮食应当适度，过饥则致化源缺乏，气血不充足而衰少；过饱则无法被脾胃受纳运化，即"饮食自倍，肠胃乃伤"，致脾胃受损，饮食停滞，发生胃肠性亚健康。其主要表现为消化功能紊乱，常见食欲不振、嗳气、腹胀、腹泻、便秘等症状，或见大便干燥、大便不干但排便困难、食欲不佳、饭量变化、饮水量变化等表现。

脾胃是中医所谓的"后天之本"，人体正常所需的营养精华都是通过脾胃腐熟与运化功能将营养运输至全身各处。一旦人体脾胃罢工，代谢也不得不变得缓慢，亚健康就趁机而入。同时脾还是人体吸收水液代谢的枢纽，与肺、肾共同调控人体水液的输布。而人体肠道是排泄代谢废物的重要场所。小肠主津，对营养物质进一步吸收；大肠主液，是人体水分的最后一道关口，最后将代谢废物以粪便的形式排除。饮食不规律是导致胃的蠕动功能紊乱的主要原因，此外，不良情绪可以通过大脑皮质导致下丘脑功能紊乱，从而影响胃肠道功能，导致胃肠功能紊乱。

消化功能紊乱临床表现以胃肠道症状为主，可局限于咽、食管或胃，但以肠道症状最常见，也可同时伴有神经官能症的其他常见症状。

二、病因病机

胃肠功能紊乱可见胃痛、胃胀、嗳气、泛酸、泄泻、便秘、腹痛等表现，其病因主要与外感寒邪、饮食不节、七情不和、体虚诸劳等因素有关，有实有虚，或虚实夹杂，实则邪滞中焦，脾胃失和，虚则脾胃亏虚，胃络失养。

1 - 外邪客胃，内侵困脾

外感寒邪，客于胃腑，寒性凝滞，阳气被遏，气机不畅，寒主收引，胃络拘急，气血不通，胃脘不适暴作，或痛或胀。脾喜燥而恶湿，外来湿邪最易困阻脾土，以致脾运失司，清浊不分，水谷混杂而下，发生泄泻。正如《杂病源流犀烛》所云："湿盛则飧泄，乃独由于湿耳？不知风寒热虚，虽皆能为病，苟脾强无湿，四者皆不得干之，何自成泄？是泄虽有风寒热虚之不同，要未有不源于湿者。"

2 - 情志不畅，脏腑不和

抑郁恼怒，情志不畅，致肝失疏泄，横逆犯胃，气机阻滞，以致胃痞或胃痛。《沈氏尊生书·胃痛》云："胃痛，邪干胃脘病也……惟肝气相乘为尤甚，以木性暴，且正克也。"又因情志所伤，肝气郁结，失于条达，横逆乘脾；或思虑太过，暗耗脾气，脾运失职，水谷不分，混杂而下，变为泄泻。

3 - 饮食不节，脾胃受损

暴饮暴食，宿食停滞；或过食生冷，寒积胃脘；或恣食肥甘辛辣厚味，湿热中阻；或饥饱失常，脾失健运，均可损及脾胃，以致脾胃气机不和，遂成胃痛或痞满不适。

4 - 体虚劳累，脾胃虚弱

禀赋不足，或劳倦过度，或久病缠身，均可导致脾胃虚弱，或为中焦虚寒，胃失温养，或为胃阴不足，胃失濡养，而致胃脘不适或胃脘隐痛。偏阳虚者，空腹病甚，得食则减，喜温喜按，手足欠温；脾虚有寒，水失运化，逆而上泛，则见泛吐清水。偏阴虚，津液不足，伴见口干咽燥，大便干结，舌红少津。

三、诊断与治疗

（一）诊断

胃肠性亚健康的主要特征：

（1）形体特征：两胁闷胀，食欲不振，精神疲惫，腹胀嗳气，大便干结，肌肉松软。

（2）心理特征：易忧郁寡欢，喜叹息，易激动，烦闷不乐，精神不振。

（3）常见表现：气短懒言，四肢倦怠，易出汗，怕冷喜暖，神疲乏力，面色无华，腹部胀满，嗳气频繁。

（4）发病倾向：长时间的消化功能紊乱可能发展为梅核气、胃炎、肠易激综合征、营养不良等疾病，通常还伴有失眠、焦虑、注意力涣散、健忘、神经过敏、头痛等其他功能性症状。

（二）常用中成药

麻仁胶囊

主要成分：火麻仁、大黄、苦杏仁、枳实（炒）、白芍（炒）、厚朴（姜制）。

功效主治：润肠通便。主要治疗肠燥便秘，腹胀满，老年习惯性便秘。

用法用量：口服，每次2～4粒，早晚各1次，或睡前服用，5日为1个疗程。

人参归脾丸

主要成分：人参、白术（麸炒）、茯苓、甘草（蜜炙）、黄芪（蜜炙）、当归、木香、远志（去心）、龙眼肉、酸枣仁（炒）。

功效主治：养心补血，益气健脾。主治心脾两虚，气血不足，食欲不振，失眠，大便稀溏。

用法用量：口服，每次1丸，每日2次。

香砂枳术丸

主要成分：枳实（炒）、木香、砂仁、白术（炒）。

功效主治：健脾开胃，行气消胀。用于治疗食欲不振，脘腹胀满，嗳腐吞酸，腹胀拒按。

用法用量：口服，每次10g，每日2次。

四、膏方调理

◎清热导滞膏

组　　成：大黄30g，麸炒枳实、神曲各15g，茯苓、黄芩、黄连、白术各9g，泽泻6g。

功　　用：消导化积，清热祛湿。

主　　治：湿热食积，内阻肠胃。脘腹胀痛，下痢泄泻，或大便秘结，小便短赤，舌苔黄腻。

治疗特色：本方中重用大黄攻积泻热，使积热从大便而下；枳实行气消积，消积而除脘腹胀满，黄连、黄芩清热燥湿，又可厚肠止痢；茯苓、泽泻利水渗湿，使湿从小便而下，白术健脾补气，使攻积而不伤胃；神曲消食化积，使食消则脾胃和。诸药合用，积去食消，湿化热清，诸症自解。清热导滞膏一般适宜于腹部胀痛，大便秘结或腹泻的肠道湿热人群。

◎调胃承气膏

组　　成：熟大黄60g，芒硝50g，生甘草30g，蜂蜜500g，黄酒40ml。

功　　用：通腑泻热，利血脉。

主　　治：长期大便燥结，胃热口臭，咽干喉痛者。

治疗特色：大黄又称川军，性寒苦泻，是一味泻火、破结、行瘀的要药，在临床上应用广泛，并随配伍不同而发挥不同的疗效。本膏配以芒硝，意在加强大黄的泻热、润燥、通便的作用。大黄与甘草、蜂蜜同用，意在润肠通便为主，兼顾中焦，避免苦寒损伤脾胃。俗话说，药症相符，大黄也是补；药不对症，参茸也是毒。本膏对于热盛便结之人也是一张很好的补益良方。调胃承气膏一般适宜于大便干结，口臭口渴，咽干咽痛的人群。

第六节　体质性亚健康

一、概述

种族、遗传、地理、气候、生活习惯、饮食等都可以造成体质的不同。体质的构成较为复杂，但并非不能改变，饮食和生活习惯的改变都可以影响体质。笼统地讲，体质也可以是身体功能状态的总体表现，有人就认为亚健康就是"体质下降"的结果。《素问·生气通天论》曰："阴平阳秘，精神乃治。"正常人肤色润泽，口唇红润，精力充沛，饮食睡眠良好，二便正常，舌淡红，脉和缓，其人抵抗力较强，耐寒热，是阴阳平和之质。阴阳平衡是阴阳消长转化的动态平衡，因而总存在偏阴或偏阳的状态，若不超过机体的调节能力，均属于正常的生理状态。体质性的亚健康分型众多，根据人体内各种偏胜体质分为气虚质、阳虚质、阴虚质、痰湿质、气郁质、湿热质、瘀血质和特禀质。

中医体质学认为，人的体质由先天遗传和后天获得共同影响所致，有相对稳定的个体特征。除了平和质外，其他体质的人，体内气血阴阳紊乱失调，但仍未发展为疾病，处于健康和疾病间的亚健康状态。中医是重视"状态"的，中医治疗的着眼点主要在于不同的生理反应类型（体质）与病理反应状态（证型）。体质性亚健康的分型众多，常见表现为易出汗、盗汗、手脚发热、平素怕冷、易感冒等。

二、病因病机

体质与多种因素有关，既有先天的因素，也有后天的因素，两者共同导致人体阴阳失调，形成病理体质，虽然尚未发展为疾病状态，但机体的阴阳平衡已经失调。阴阳失衡初期，各种不适症状刚出现，及时干预通常可以建立新的平衡，不适症状随即消失；如若不然，不适症状会明显加重或增多，导致疾病。

（一）先天因素

先天因素即禀赋，指婴儿出生以前在母体内所秉受的一切特征。中医学所谓的先天因素，包含父母赋予孩子的遗传性，子代在母体内发育时的营养状态，以及母体在此期间产生的影响。同时，父方的元气盛衰、营养状况、生活方式、精神因素等皆可直接影响"父精"的质量，从而影响子代禀赋的强弱。先天因素是人体身心发展的前提，对人的体力和智力的发展及体质的强弱，影响重大。先天不足、禀赋赢弱就会对某种疾病具有易感性，就比常人容易患病，更容易处于亚健康状态。

（二）后天因素

1 - 七情内伤

精神情志活动由五脏所藏之精化生，精神情志的状态又可影响五脏的生理功能，良好的精神状态可促使脏腑气机调畅，气血平和，从而使机体达到一种自我稳定的状态，提高对疾病的防御和抵抗能力，增进健康。现今加快的工作和生活节奏，强化的竞争意识和行为等，使人的脑力劳动、思虑太过，脾在志为思，心主血脉，藏神，思虑太过则消耗心血，损伤脾气，出现心悸健忘、失眠多梦等症；肝主疏泄，藏魂，调畅气机，情志失调会损伤肝脾，导致急躁易怒、头晕头昏等症。

2 - 饮食失节

适当的饮食调养，可满足人体的营养需求，使五脏六腑功能旺盛，气血充盈，并且如若五味和调，则各脏腑功能均衡。饮食宜适度，过饥则摄食不足，化源缺乏，气血未得到足够的补充而衰少；过饱则超出机体脾胃的受纳运化能力，致使饮食停滞，脾胃损伤。

3 - 起居无常

人体与自然界是一个统一的整体，人类需顺应自然界的阴阳变化，才能维持机体内外环境的平衡。许多人因为作息不规律，生活方式不健康，如长期吸烟、长期睡眠不足、饮酒过量等，使脾胃损伤，湿热内生，可见头晕、四肢沉重等症。

4 - 劳逸无度

动静适当，劳逸有度，对保持机体阴阳平衡至关重要。劳力过度如体劳、神劳、房劳皆可导致损伤，损耗机体之气，肾精亏损等，导致腰酸腿软、头晕眼花等症；同时过度安逸，缺乏体育锻炼，也会使机体的气血运行不畅，引发气滞血瘀，脾胃运化功能衰减，致气血不足；或脾失健运，湿痰内生，导致人体气血阴阳失调。

三、诊断与治疗

（一）诊断

体质性亚健康的主要特征：

（1）形体特征：语声低微，体倦乏力，易感冒，盗汗，咽燥，畏寒肢冷，面色苍白，喜卧懒动。

（2）心理特征：多烦闷不乐，性格内向不稳定，敏感多疑，对精神刺激适应力差。

（3）常见表现：易出汗，盗汗，手脚发热，平素怕冷或怕热，易感冒，精神不振。

（4）发病倾向：由于阴阳失调，各种病理体质者如不进行调理，久而久之则可能发展为寒证、虚劳、消渴、中风等各种病证。

（二）常用中成药

贞芪扶正胶囊

主要成分：女贞子、黄芪。

功效主治：益气扶正，滋阴补肾，提高机体免疫力。

用法用量：口服，每次3～4粒，每日3次。

阿胶补血口服液

主要成分：阿胶、白术、黄芪、熟地黄、党参、枸杞子。

功效主治：滋阴润肺，补血益气。用于气血两虚导致的体虚血亏，虚劳咳嗽，精神不振等症。

用法用量：口服，每次20ml，早晚各服1次。

人参养荣丸

主要成分：人参、熟地黄、茯苓、白术、当归、白芍、黄芪、陈皮、远志、五味子、肉桂、炙甘草。

功效主治：温补气血。用于气血两亏，心脾不足，形瘦神疲，病后虚弱等症。

用法用量：口服，每次1丸，每日2次。

四、膏方调理

◎阿胶膏

组　成：阿胶150g（捣碎，炒令黄燥，捣末），白羊肾3对（去筋膜，切，细研），杏仁100g（汤浸，去皮尖双仁，麸炒微黄，研如膏），薯蓣100g（捣为末），薤白1握（细切），黄牛酥200g，羊肾脂200g（煮去滓）。

功　　用：补精养血，滋阴润肺。

主　　治：精血不足证。神倦健忘，目眩心悸，面色萎黄，肺气喘急，下元不足。

治疗特色：诸胶皆补，独阿胶尤妙，能填精固肾、补阴养血，用于血虚萎黄，眩晕心悸，心烦不眠，肺燥咳嗽等；山药甘平，主补虚羸，为理虚要品，善疗诸虚。杏仁尚能润肺润肠，与白羊肾、黄牛酥、羊肾脂共成补养之剂。薤白行气散结，使全方补而不滞。阿胶膏一般适宜于头晕心悸，面色萎黄，失眠健忘，干咳少气，大便干燥等精血不足的人群。

◎ 两仪膏

组　　成：人参250g，熟地黄500g，蜜250g。

功　　用：补气养血，滋阴生津。

主　　治：精气内亏，阴血不足证。身体消瘦，精神倦怠，惊悸健忘，耳鸣目眩，面色萎黄，肢软乏力，以及病后体虚者。

治疗特色：本方以熟地填补肝肾、生精血；人参补心脾、益元气，养阴填精与补益中气同用，一阴一阳，平补气血，一壮水之源，一益气之主，喻如两仪，故名。两仪膏一般适宜于头晕耳鸣，面色萎黄，身体消瘦，心悸健忘，病后体虚的气阴两虚人群。

第七节　其他症状性亚健康

一、概述

其他症状性亚健康是主要表现为其他任何症状，且排除其他可能导致这些症状的各种疾病。例如抵抗力低下，其显著特征为易反复感冒、咽痛、低热，易感染；心律失常、心悸、血压不稳、含糊不清的胸痛、原因不明的胸闷气短，经检查排除器质性心肺肝肾等疾病；代谢紊乱，如轻度的高尿酸、高血脂、糖耐量异常；相关检查正常的腰痛、尿频、尿痛；痛经、月经紊乱、性功能减退等。

亚健康状态的证候表现是错综复杂的，以上分型也只是部分概括。如果我们身心出现了不适现象，但在前面的章节中并未找到适合自己的类型，但其实我们仍处于亚健康状态中，生活中常见的亚健康有如下表现：临界高血压、糖耐量低下、肥胖、围绝经期综合征症状等，刚出现这些表现时，机体无任何器质性病变，但长时间下去，可能发展成高血压、高脂血症、糖尿病等一系列疾病。

二、病因病机

其他症状性亚健康的成因主要包括先天因素、饮食不节、饮食结构变化、情志失常、劳逸过度、不良生活方式、激烈的社会竞争、滥用补品等。

三、诊断与治疗

（一）诊断

其他症状性亚健康的主要特征：

（1）形体特征：形体消瘦，面色萎黄，畏寒肢冷，气短懒言，动则汗出。

（2）心理特征：心中烦躁，神疲乏力。

（3）常见表现：抵抗力下降，代谢紊乱，月经紊乱，性功能减退，肥胖，出现围绝经期综合征症状等。

（4）发病倾向：长时间处于该状态，可能发展成高血压、高脂血症、糖尿病等一系列疾病。

（二）常用中成药

玉屏风冲剂

主要成分：防风、黄芪、白术。

功效主治：益气固表止汗。用于表虚不固，自汗恶风，体虚易感冒，身倦乏力，经常鼻塞流涕，动则汗出气短。

用法用量：口服，每次1袋，每日2次。

四物丸

主要成分： 白芍、当归、熟地黄、川芎。
功效主治： 活血补血。主要用于治疗血滞、血虚引起的月经不调，痛经闭经，头痛头晕，面色无华等症。
用法用量： 口服，每次1丸，每日2次。

人参鹿茸丸

主要成分： 人参、鹿茸、补骨脂、杜仲、茯苓。
功效主治： 滋肾填精，益气补血。用于治疗肾精不足，失眠盗汗，腰腿酸软，梦遗滑精，阳痿早泄，气血两亏，妇女闭经，子宫虚冷，崩漏带下，目暗耳聋，面色无华。
用法用量： 口服，每次1丸，每日2次。

四、膏方调理

◎参香八珍膏

组　　成： 丹参（去头尾，酒洗熏熟）4两，四制香附4两，熟地黄3两，炙黄芪3两，白芍（酒炒）3两，蒸熟白术3两，白归身（酒炒）3两，茯苓3两。
功　　用： 补益气血，活血调经。
主　　治： 月经不调。
治疗特色： 本方以八珍汤变化而来，八珍汤为补益全血之良方，因女子性多郁，去炙甘草之滋腻，添香附之通行：郁则生热，血行不顺，则去川芎之温窜，加丹参以调和。黄芪得归、芍补血之功，其功不在人参之下。参香八珍膏一般适宜于月经不调、心情不舒的人群。

◎明目延龄膏

组　　成：桑叶、菊花各500g，炼蜜适量。

功　　用：疏风清热，明日清肝。

主　　治：肝火旺盛之面红目赤、迎风流泪。

治疗特色：五脏之清气，皆上注于目，桑叶轻清，取其甘寒，以清肝明目，菊花甘苦，养肝明目，此方药对老年眼疾尤为适宜。本膏清肝、明目、降火，久服具有延年益寿的保健作用。明目延龄膏一般适宜于面红目赤，迎风流泪，烦躁易怒，干咳咽痒的人群。可作为高血压、冠心病、甲状腺功能亢进等病症的辅助治疗，老年人长期保健服用。

◎芪石膏

组　　成：生黄芪、生石膏（捣碎）各12g，净蜂蜜30g，甘草粉6g，生怀山药（研细）9g，鲜茅根12g。

功　　用：益肺健脾，清热宁嗽。

主　　治：肺虚久咳，痰黄而稠，脾胃虚弱，兼有蕴热，胃中嘈杂、有饥饿感，但又不宜多食，口渴、舌红等。

治疗特色：本膏不仅健脾、补肺、益气，而且善能清热利尿。方用黄芪以补气升阳、益卫固表，常用于脾肺气虚的病症。脾为生化之源，肺主一身之气，脾肺气虚则能出现食少便溏、气短乏力等症。山药既补脾气、益脾阴，又能补肺气、益肺阴，常用于脾虚气弱，食少便溏或泄泻，以及肺虚久咳或虚喘等症，茅根性寒，味甘，清热生津，凡肺热咳嗽、胃热呕吐都喜用此药；石膏辛而能散，凉而清热，又能助茅根之通；甘草益土生金；蜂蜜清肺、调肺、利痰宁嗽。芪石膏一般适宜于久咳痰黄、饥不欲食的人群。常用于慢性支气管炎、支气管扩张、肺结核等病症有热者。

第十章
膏方调治常见疾病

　　膏方适用范围很广，用于治疗多种疾病，它都有独特的疗效。本章系统论述了支气管哮喘、慢性阻塞性肺疾病、高血压、冠心病、慢性胃炎、甲状腺功能亢进症、抑郁症、慢性肾病、过敏性疾病、糖尿病、月经不调、不孕不育、肿瘤等临床常见疾病的膏方治疗。服用膏方，需在辨证论治的基础上合理选用膏方，以扶正祛邪。

第一节　支气管哮喘

一、概述

　　支气管哮喘是一种由肥大细胞、淋巴细胞、嗜酸性粒细胞等多种炎症细胞介导的气道慢性炎症性疾病，本病常存在气道高反应性和广泛的、可逆性气道慢性炎症。临床上表现为反复发作的呼气性呼吸困难且伴有哮鸣音，胸闷咳嗽，可自行缓解或治疗后缓解。

　　哮喘是一种常见病，其患病率和死亡率均呈上升的趋势，在我国发病率接近1%，危险因素包括宿主因素（遗传因素）和环境因素两个方面。而膏方是中医传统的古老剂型之一，近年来的临床实践也证实膏方在防治支气管哮喘方面有较好的疗效，并取得了很好的成果。

二、病因病机

　　支气管哮喘属于中医"哮病"的范畴。中医学认为哮喘产生的最重要病理因素是"痰"。"痰"的概念，狭义者是指咳嗽时咯吐出的白色或黄色的液体；广义者是指一种"无形之痰"，是病理产物。中医学认为哮喘之所以反复发作，不易治愈的原因就在于"痰"在作怪，并把它称为是"夙根"。在哮喘急性发作时，由于"痰"受到外邪的引触，痰随气升，阻塞气道，肺气宣降失常，而出现痰鸣如吼、呼吸困难，为实证。如果哮喘反复发作，正气必然受到损害，就会出现肺、脾、肾三脏的虚证。

支气管哮喘的病因众多，发病机制十分复杂，主要有变态反应学说、气道炎症学说和神经-受体失衡学说。中医学认为引起哮喘的常见病因有以下三项。

1 - 外邪侵袭

如感受风寒或风热之邪，邪蕴于肺，或吸入异味气体、花粉、烟尘等，导致肺气失宣，水湿停聚，痰湿内生而致哮。

2 - 饮食不当

如饮食生冷，或嗜食酸咸肥甘，或进食海鲜蟹虾等发物，以至脾失健运，痰浊内生，上干于肺，壅塞气道，而致诱发。

3 - 体虚病后

如先天不足，体质素弱或病后体虚。以上原因既是引起哮喘的重要病因，也是引起发病的诱因，如气候突变、情志失调、饮食不当、过度劳累等均可诱发，其中尤以气候因素为主。

三、诊断与治疗

（一）诊断

呈反复发作性。发病急，可见鼻干痒、打喷嚏、咳嗽、心胸憋闷等症状。喉中有明显哮鸣音，呼吸困难，不能平卧，甚至面色苍白，唇甲青紫，约数分钟后缓解。

平时可一如常人，或稍感疲劳、食欲不振。但病程日久，反复发作，导致正气亏虚，可有轻度哮鸣音，有的可伴湿啰音。长期患哮喘的患者可见桶状胸。

（二）治疗常用中成药

平喘丸

主要成分：款冬花、杏仁、半夏、五味子、桔梗、麻黄、生石膏。

功效主治：平喘，止咳，化痰。主治咳嗽，气喘，痰多，胸闷等症。

用法用量：口服，每次1袋（6g），每日2次。

橘红丸

主要成分：橘红、贝母、麦门冬、桔梗、紫苏、款冬花、甘草。

功效主治：清肺，化痰，止咳。主治咳嗽，痰多气喘等。

用法用量：口服，每次1丸，每日2次。

哮喘冲剂

主要成分：由麻黄、牛蒡子、紫苏、桑白皮、半夏、旋覆花。

功效主治：平喘止咳。主治气管炎，咳喘气急等。

用法用量：口服，每次20g，每日2次。

四、膏方调理

◎八仙膏

组　　成：生藕汁、生姜汁、梨汁、萝卜汁、白果汁、竹沥、蜂蜜、甘蔗汁各
　　　　　等份。

功　　用：清热润肺，化痰止咳。

主　　治：痰热咳嗽，咳嗽痰多，色黄等。

治疗特色：本方纯属生津养液、清热化痰之品，用于慢性支气管炎、支气管扩
　　　　　张、支气管哮喘等咳嗽气急、咳痰黄稠者最为适宜。方中生藕汁

《滇南本草》谓"多服润肠肺，生津液"，佐以蜂蜜、甘蔗汁，其效尤著。竹沥性寒，味甘，有较强的清热化痰的作用，常与生姜汁同用。姜汁性温，既可防竹沥的寒性损伤脾胃，又能增强竹沥化痰的功效。白果汁有敛肺止咳、降气化痰的作用，一般用于咳嗽气急较剧的证候。梨汁、萝卜汁润肺清热、祛痰平喘。诸药合用共奏清热润肺、化痰止咳之功，对痰热型的支气管哮喘有较好疗效，药性平和，可以久服。

◎延年天门冬煎

组　成： 生天门冬汁500ml，贝母90g，紫菀90g，通草90g，百部60g，白前60g，橘皮60g，人参60g，炙甘草60g，生地黄汁2500ml，蜂蜜500g，牛酥200g，白糖150g，杏仁500g（去皮尖）。

功　用： 养阴补肺，止咳化痰。

主　治： 阴虚咳嗽，咳痰短气，胸闷气促等。

治疗特色： 肺为娇脏，既易气虚，又易阴伤，若气阴不足，肺失宣肃则咳喘气喘频发。故此方以天门冬、生地、人参、甘草、蜜、糖、酥养阴补肺为主，橘皮、白前、贝母、紫菀、杏仁、百部化痰止咳为辅，通草泄热为佐。全方共奏养阴补肺、化痰止咳平喘之功。对于支气管哮喘肺气阴不足者尤为适宜。

第二节　慢性阻塞性肺疾病

一、概述

慢性阻塞性肺疾病（COPD）是一种以持续性存在的气流受限为特征的肺部疾病，气流受限不完全可逆，呈进行性发展，主要累及肺部，也可引起肺外各器官的损害，可进一步发展为肺心病和呼吸衰竭的常见慢性疾病。COPD的病因复杂，吸烟是最主要的病因，其次病毒感染和细菌感染为疾病发生的重要因素。全球40岁以上人群发病率已高达9%~10%。

二、病因病机

慢性阻塞性肺疾病属于中医"喘病"的范畴。喘病常由多种疾患引起，病因复杂，概括言之有外感、内伤两大类。外感六淫为外邪侵及肺卫；内伤为饮食不当、劳欲久病、情志失调等导致肺气上逆，失于宣降；或气无所主，肾失固摄而成。

1- 外邪侵袭

外邪侵袭常因重感外寒，侵袭于肺，外闭皮毛，内阻肺气，肺卫为邪所伤，肺气不得宣降，气机壅阻，上逆作喘。

2- 饮食不当

饮食不当因过食生冷、肥甘，或因嗜酒伤中，脾失健运，水谷不化，反而聚湿生痰，痰浊上干，壅阻肺气，升降不利，发为喘促。

3- 情志不畅

情志不遂，忧思气结，肺气痹阻，气机不利，或因肝气上逆于肺，肺气不得宣降，升多降少，气逆而喘。

4- 劳欲久病

因慢性咳嗽、肺痨等肺系病证，迁延未愈，久病肺虚，气失所主，气阴亏耗，不能下荫于肾，肾不纳气而短气喘促。

三、诊断与治疗

（一）诊断

以喘促短气、呼吸困难，甚至张口抬肩，鼻翼煽动，不能平卧，口唇发绀为特征。多有慢性咳嗽、哮喘、肺痨、心悸等病史，每遇外感及劳累而诱发。呼气性呼吸困难、呼气延长是慢性阻塞性肺疾病的典型特征表现。尤易并发呼吸衰竭和自发性气胸等并发症。

（二）常用中成药

> **玉屏风颗粒**
>
> **主要成分：** 黄芪、白术、防风。
> **功效主治：** 益气，固表，止汗。用于表虚不固，自汗恶风，面色㿠白，或体虚易感风邪者。
> **用法用量：** 开水冲服，每次5g，每日3次。

> **七味血病丸**
>
> **主要成分：** 藏紫草、木香、寒水石（制）、甘草、余甘子（去核）、巴夏嘎、藏木香。
> **功效主治：** 清热，化坏血，清肺止咳。用于坏血流散引起的肺病，血盛上壅，目赤，咳嗽，咯血痰，声哑，喉肿胸满。
> **用法用量：** 口服，每次2丸，每日2～3次。

四、膏方调理

◎杏仁煎膏

组　　成： 杏仁、胡桃肉、生姜各等份，炼蜜适量。
功　　用： 补肾润肺，化痰降气。
主　　治： 咳嗽气喘，肠燥便秘。
治疗特色： 杏仁性温，味甘而苦，有很好的止咳定喘、润肠通便的作用。胡桃肉被誉为"长寿果""万岁子""营养宝库"等，能补肾助阳、温肺定喘、润肠通便。生姜有解表散寒、化痰止咳之功。杏仁与胡桃肉配制成膏并用姜汤送服，具有润肺化痰、补肾降气、润肠通便的功效，对呼吸道感染、肺气肿、慢性阻塞性肺疾病以及老年人病后体虚、肠燥便秘等都有很好的疗效。

◎银杏膏

组　　成：白果、陈细茶、胡桃肉各200g，蜂蜜250g。

功　　用：清肺润肺，化痰平喘。

主　　治：肺热，痰多，咳嗽气喘。

治疗特色：白果即银杏，宋初白果为贡品，赐名银杏。《本草纲目》载"熟食温肺益气，定喘嗽，缩小便，止白浊"。但多食白果易中毒，可出现头痛、抽搐、烦躁、呕吐、呼吸困难等。胡桃肉补益肺肾、降气定喘，蜂蜜润肺，陈细茶清热。诸药配伍共奏清肺润肺、化痰平喘之功。一般适宜于年老久咳、胸闷气喘的人群，对于慢性支气管炎、肺气肿、支气管哮喘等疾病缓解期的辅助治疗均有很好的疗效。

第三节　高血压病

一、概述

高血压病是指以体循环动脉血压（收缩压和/或舒张压）增高为主要特征（收缩压≥140mmHg，舒张压≥90mmHg），同时伴有心、脑、肾等器官的功能或器质性损害的临床综合征。高血压是最常见的慢性病，也是心脑血管病最主要的危险因素。近年来，人们对心血管病多重危险因素的作用以及心、脑、肾靶器官保护的认识不断深入，高血压的诊断标准也在不断调整，血压值和危险因素评估是诊断和制定高血压治疗方案的主要依据。

二、病因病机

1- 遗传因素

大约60%的半数高血压患者有家族史。目前认为是多基因遗传所致；30%～50%的高血压患者是家族遗传。

2 - 精神和环境因素

长期的精神紧张、激动、焦虑，受噪声或不良视觉刺激等因素也会引起高血压的发生。

3 - 年龄因素

发病率有随着年龄增长而增高的趋势，40岁以上者发病率高。

4 - 生活习惯因素

膳食结构不合理，如过多的钠盐、低钾饮食、大量饮酒、摄入过多的饱和脂肪酸均可使血压升高。吸烟可加速动脉粥样硬化的过程，为高血压的危险因素。

5 - 药物的影响

避孕药、激素、消炎止痛药等均可影响血压。

6 - 其他疾病的影响

肥胖、糖尿病、睡眠呼吸暂停低通气综合征、甲状腺疾病、肾动脉狭窄、肾脏实质损害、肾上腺占位性病变、嗜铬细胞瘤、其他神经内分泌肿瘤等。

三、诊断与治疗

（一）诊断

高血压的中医病名是头痛，外感头痛多由风邪为主，多兼夹他邪，如寒、湿、热等。脑为髓海，依赖于肝肾精血和脾胃精微物质的充养，故内伤头痛病机多与肝、脾、肾三脏的功能失调有关。

目前国内高血压的诊断采用2017年美国心脏病协会/美国高血压协会（ACC/AHA）公布的新版美国高血压指南（JNC7），新指南高血压诊断标注如下：

收缩压		舒张压	JNC 7	2017 ACC/AHA
＜120	且	＜80	正常血压	正常血压
120～129	且	＜80	高血压前期	血压升高
130～139	或	80～89	高血压前期	1级高血压
140～159	或	90～99	1级高血压	2级高血压
≥160	或	≥100	2级高血压	2级高血压

（二）常用中成药

杞菊地黄丸

主要成分： 枸杞子、菊花、熟地黄、酒萸肉、牡丹皮、山药、茯苓、泽泻。

功效主治： 滋养肝肾。用于肝肾阴亏，眩晕耳鸣，羞明畏光，迎风流泪，视物昏花。

用法用量： 口服，大蜜丸每次1丸，每日2次。

清脑降压片

主要成分： 黄芩，夏枯草，槐米，磁石（煅），牛膝，当归，地黄，丹参，水蛭，钩藤，决明子，地龙，珍珠母。

功效主治： 平肝潜阳，清脑降压。用于肝阳上亢，血压偏高，头昏头晕，失眠健忘。

用法用量： 口服，每次4～6片，每日3次。

四、膏方调理

◎清空膏

组　　成：羌活90g，防风60g，炙甘草15g，黄芩（酒炒）90g，黄连（酒炒）30g，柴胡21g，川芎15g，茶叶50g。

功　　用：清热祛风，行气活血，祛风止痛。

主　　治：头晕头痛，疲劳心悸，颈项强痛。

治疗特色：方中防风发表祛风、胜湿止痛；羌活散表寒、祛风湿，是治疗风寒头痛的要药；黄芩、黄连性寒，味苦，有清热燥湿、泻火解毒的作用；柴胡性温，味苦，功能疏肝解郁、辛散退热；川芎行气开郁，活血止痛；茶叶性凉，味甘，清头目、除烦渴、化痰消食、利尿解毒。诸药合用，共奏清热祛风、行气活血、祛风止痛之功，适用于风热上攻引起的头痛诸病。对高血压病引起的头昏、头痛、颈项板直、疲劳、心悸等均有很好的疗效。

第四节　冠心病

一、概述

　　冠状动脉粥样硬化性心脏病，是冠状动脉血管发生动脉粥样硬化病变而引起血管腔狭窄或阻塞，造成心肌缺血、缺氧或坏死而导致的心脏病，常常被称为"冠心病"。多见于40岁以上的人群，男性发病率高于女性，高脂血症、高血压以及糖尿病和不良的吸烟史均为冠心病的重要危险因素。冠心病的患病率城市为1.59%，农村为0.48%，呈上升趋势。

二、病因病机

　　冠心病属于中医"胸痹"的范畴。本病的发生多与寒邪内侵、劳倦内伤、饮食失调、年迈体虚、情志失调等因素有关。主要病机为心脉痹阻，其临床表现多为本虚标实、虚实夹杂。本虚有气虚、气阴两虚、阳气虚衰；标实有血瘀、寒凝、痰浊、气滞。

1- 肾气亏损

随着年龄的增长，脏气功能渐退，或未老而肾亏，命门火衰，不能温煦各脏腑，导致阳衰气滞，血行不畅，发生气虚血瘀；或肾阴亏乏，不能滋养脏腑之阴，也可导致阴虚血瘀。

2- 寒邪内侵

由于胸阳不足，阴寒之邪乘虚侵袭，寒凝气滞，痹阻胸阳，心脏不通发为胸痹。

3- 饮食不节

素嗜肥甘厚味或长期饮酒，脾胃受损，运化失常，痰浊内生，阻遏胸阳，气机失畅，发为胸痹。

4- 情志失调

长期缺乏运动；精神抑制，情志失去平衡，或过度紧张不安，思虑过度，致血行不畅，气滞血瘀，心脉瘀阻发为胸痹。

三、诊断与治疗

（一）诊断

典型心绞痛可因体力活动、情绪激动等诱发，突感心前区疼痛，多为发作性绞痛压榨痛，也可为憋闷感。疼痛从胸骨后或心前区开始，向上放射至左肩、臂，甚至小指和无名指，休息或含服硝酸甘油可缓解。胸痛放散的部位也可涉及颈部、下颌、牙齿、腹部等。

发生心肌梗死时胸痛剧烈，持续时间长（常常超过半小时），硝酸甘油不能缓解，并可有恶心、呕吐、出汗、发热，甚至发绀、血压下降、休克、心衰。一部分患者的症状并不典型，仅仅表现为心前区不适、心悸或乏力，或以胃肠道症状为主。某些患者可能没有疼痛，如老年人和糖尿病患者。

心绞痛的分级：国际上一般采用加拿大心血管协会分级（CCSC）法。

Ⅰ级：日常活动，如步行、爬梯，无心绞痛发作。

Ⅱ级：日常活动因心绞痛而轻度受限。

Ⅲ级：日常活动因心绞痛发作而明显受限。

Ⅳ级：任何体力活动均可导致心绞痛发作。

（二）常用中成药

麝香保心丸

主要成分： 人工麝香、人参提取物、人工牛黄、肉桂、苏合香、蟾酥、冰片。

功效主治： 芳香温通，益气强心。用于气滞血瘀所致的胸痹，症见心前区疼痛、固定不移；心肌缺血所致的心绞痛、心肌梗死见上述证候者。

用法用量： 口服，每次1～2丸，每日3次。

复方丹参片

主要成分： 丹参、三七、冰片。

功效主治： 活血化瘀，理气止痛。用于气滞血瘀所致的胸痹，症见胸闷、心前区刺痛；冠心病心绞痛见上述证候者。

用法用量： 口服，每次3片，每日3次。

四、膏方调理

◎冠心病膏方

组　　成：野山参（另煎冲）30g，淡附片150g，川桂枝150g，柴胡90g，赤白芍（各）90g，当归90g，川芎90g，炒枳壳90g，玉桔梗60g，怀牛膝60g，红花90g，大生地300g，桃仁90g，生甘草90g，生蒲黄150g，醋灵脂90g，炙乳没（各）45g，延胡索90g，煨金铃90g，苏木90g，降香24g，九香虫24g，黄芪300g，紫丹参150g，血竭（研冲收膏）30g，制香附90g，天台乌药90g，法半夏90g，小青皮

60g，云苓90g，广郁金90g，百合90g，炙远志90g，酸枣仁150g，活磁石300g，全瓜蒌120g，干薤白90g，木香45g，苍白术（各）90g。

功　　用：温阳活血，运脾化痰。

主　　治：阳气不足，寒凝血瘀，胸痹心痛短气，遇冷则疼痛发作，胸中憋闷等。

治疗特色：本方使用补益元气类药物山参、黄芪、甘草等大补元气、通利经脉；肉桂、附子、乌药等温热类药物温通心阳；大量活血化瘀类药物牛膝、红花、乳香、没药、血竭通利血脉；丹参、川芎、当归养血补血，使新血生，瘀血去；五灵脂、降香、延胡索、丹参理气活血，为治疗胸痹心痛之佳品；百合、远志、磁石重镇安神，宁心通络，全方共奏温阳活血、运脾化痰之功，善治胸痹心痛属阳气不足寒凝血瘀者。

第五节　慢性胃炎

一、概述

慢性胃炎指不同病因引起的各种慢性胃黏膜炎性病变，是一种常见病，其发病率在各种胃病中居首位。自纤维内镜广泛应用以来，对本病认识有明显提高。常见有慢性浅表性胃炎、慢性糜烂性胃炎和慢性萎缩性胃炎。其病因主要为幽门螺杆菌感染，其次为自身免疫反应。本病症状无特异性，体征很少，X线检查一般只有助于排除其他胃部疾病，故要靠胃镜检查及胃黏膜活组织检查才能确诊。

二、病因病机

1. 饮食不节，损及脾胃

《素问·痹论》云：“饮食自倍，肠胃乃伤。”暴饮暴食，饥饱无常；或恣食生冷，寒积胃脘，损伤脾胃之气，气机升降失常；或过食辛辣肥甘，过饮烈酒，酿热生痰，损伤脾胃，而出现胃痛、痞满之症。

2 - 抑郁伤肝，横逆脾胃

肝为将军之官，喜条达而恶抑郁。若境遇不遂，忧思恼怒，情怀不畅，肝郁气滞，疏泄失职，横犯脾胃，脾胃失和则可致胃脘胀满嘈杂等症。正如《临证指南医案》所言："肝为起病之源，胃为传病之所。"《沈氏尊生书·胃痛》曰："胃痛，邪干胃脘病也，惟肝气相乘为尤甚，以木性暴且正克也。"

3 - 禀赋不足，脾胃虚弱

身体脾胃虚弱，或劳倦内伤，中伤脾胃；或久病不愈，延及脾胃，脾胃虚弱，阳气不足，胃纳呆钝，脾运失健，而发为胃脘痞满、疼痛。正如《兰室秘藏·中满腹胀论》中谓："脾胃久虚之人，胃中寒则生胀满，或脏寒生满病。"

4 - 气滞不行，瘀血阻络

胃病日久，迁延不愈，气血阻滞胃腑；或术后损脉，瘀血内生，胃络失于滋养；或情绪不畅，肝气郁结，气滞血瘀，可致胃痛发作、嗳气痞满等症产生。正如《临证指南医案·胃脘痛》云："胃痛久而屡发，必有凝痰聚瘀。"

5 - 虚火内生，胃阴不足

恣食肥甘辛辣，饮酒过度，蕴湿酿热，日久不愈，灼伤胃络；或气滞血瘀，病邪留滞，瘀久化热；或肝气久郁，化而为火，上述原因均可灼烧胃腑，损耗胃阴，而发为胃脘灼痛、口干咽燥、大便干涩等症。

三、诊断与治疗

（一）诊断

慢性胃炎缺乏特异性的症状，症状的轻重与胃黏膜的病变程度也并非一致。大多数患者常无症状或有程度不同的消化不良症状。如上腹隐痛、食欲减退、餐后饱胀、反酸恶心等。慢性萎缩性胃炎患者可有贫血、消瘦、腹泻等，个别患者伴黏膜糜烂者上腹痛较明显，并可有出血，如呕血、黑便。症状常常反复发作，无规律性腹痛，疼痛经常出现于进食过程中或餐后，多数位于上腹部、脐周，部分患者部位不固定，轻者间歇性隐痛或钝痛，严重者为剧烈绞痛。

（二）常用中成药

温胃舒胶囊

主要成分：党参、白术、山楂、黄芪、肉苁蓉。

功效主治：扶正固本，温胃养胃，行气止痛，助阳暖中。用于中焦虚寒所致的胃痛，症见胃脘冷痛、腹胀嗳气、纳差食少、畏寒无力；浅表性胃炎见上述证候者。

用法用量：口服，每次3片，每日3次。

养胃舒胶囊

主要成分：党参、陈皮、黄精（蒸）、山药、玄参、乌梅、山楂、北沙参、干姜、菟丝子、白术（炒）。

功效主治：滋阴养胃。用于慢性胃炎，胃脘灼热，隐隐作痛。

用法用量：口服，每次3粒，每日2次。每粒装0.4g。

四、膏方调理

◎参术膏

组　　成：人参（去芦）、白术（炒）各240g，薏苡仁（炒）120g，莲肉（去皮心）60g，黄芪（蜜炙）各40g，白茯苓（去皮）40g，神曲（炒）20g，泽泻、甘草（炙）各9g。

功　　用：健脾祛湿，理气和胃。

主　　治：脾胃虚弱，神疲乏力，面色萎黄，食欲不振，胃脘胀痛等。

治疗特色：脾胃虚则气不足，故本方以人参、白术、黄芪补气；中土恶湿，故辅以薏苡仁、茯苓、泽泻渗湿，佐以莲肉补脾止泻，神曲健脾和胃，甘草补气兼调和全方。全方健脾祛湿、理气和胃，善治脾胃虚弱，神疲乏力，面色萎黄，食欲不振，或胀或痛等脾胃病症。

第六节　甲状腺功能亢进症

一、概述

甲状腺功能亢进症简称"甲亢"，是由于甲状腺合成释放过多的甲状腺激素，造成机体代谢亢进和交感神经兴奋，引起心悸、出汗、进食和便次增多和体重减少的病症。多数患者还常常同时有突眼、眼睑水肿、视力减退等症状。甲亢的病因目前并不清楚，可能和发热、睡眠不足、精神压力大等因素有关，但临床上绝大多数患者并不能找到发病的病因。

二、病因病机

甲亢属于中医"瘿病"的范畴。是以颈前喉结两旁结块肿大为基本临床特征。古籍中有称瘿、瘿气、瘿瘤、瘿囊、影袋等名者。主要由情志内伤，饮食及水土失宜引起，并与体质有密切关系。气滞、痰凝、血瘀壅结颈前是瘿病的基本病理。临床常见证型有气滞痰阻、痰结血瘀、肝火旺盛、心肝阴虚四种，证型之间常发生转化。治疗瘿病的主要原则是理气化痰、消瘿散结、活血软坚、滋阴降火，可针对不同的证候选用适当的方药。对本病的预防应防止情志内伤并注意饮食调摄。

1- 情志内伤

忿郁恼怒或忧愁思虑日久，使肝气失于条达，气机郁滞，则津液不得正常输布，易于凝聚成痰，气滞痰凝，壅结颈前，则形成瘿病。

2- 饮食及水土失宜

饮食失调，或居住在高山地区，水土失宜，一是影响脾胃的运化功能，使脾失健运，不能运化水湿，聚而生痰；二是影响气血的正常运行，致气滞、痰凝、血瘀壅结颈前则发为瘿病。

3- 体质因素

妇女的经、孕、产、乳等生理特点与肝经气血有密切关系，遇有情志、饮食等致病因素，常引起气郁痰结、气滞血瘀及肝郁化火等病理变化，故女性易患瘿病。

另外，素体阴虚之人，痰气郁滞之后易于化火，更加伤阴，常使病机复杂，病程缠绵。

三、诊断与治疗

（一）诊断

（1）瘿病以颈前喉结两旁结块肿大为临床特征，可随吞咽动作而上下移动。初作可如樱桃或指头大小，一般生长缓慢。大小程度不一，大者可如囊如袋。触之多柔软、光滑；病程日久则质地较硬，或可扪及结节。

（2）多发于女性，常有饮食不节、情志不舒的病史，发病有一定的地区性。

（3）早期多无明显的伴随症状，发生阴虚火旺的病机转化时，可见低热、多汗、心悸、多食易饥、面赤、脉数等表现。

（二）常用中成药

加味逍遥丸

主要成分：柴胡300g，当归300g，白芍300g，白术（麸炒）300g，茯苓300g，甘草240g，牡丹皮450g，栀子（姜炙）450g，薄荷240g。

功效主治：疏肝清热，健脾养血。主治肝郁血虚，肝脾不和，两胁胀痛，头晕目眩，倦怠食少，月经不调，脐腹胀痛。

用法用量：口服，一次6g，每日2次。

四、膏方调理

◎ 甲亢方

组　　成：海蛤壳200g（先煎），青皮90g，陈皮90g，生牡蛎300g（先煎），浙贝90g，清半夏90g，香附90g，当归90g，桃仁90g，红花60g，赤芍100g，白芍150g，夏枯草200g，柴胡90g，郁金90g，川楝子100g，延胡索100g，绿萼梅90g，山慈菇150g，五灵脂30g，生蒲黄30g（包煎），荔枝核100g，漏芦100g，合欢皮100g，佛手100g，乌药60g，炒谷芽200g，炒麦芽200g，砂仁30g，玉竹100g，麦门冬150g，浮小麦200g。

功　　用： 理气化痰，解郁散结。

主　　治： 肝郁气滞，胁肋胀痛。

治疗特色： 颈前甲状腺肿大，弥漫对称，边缘不清，肿块一般光滑柔软，病久者肿块硬而有结节，胸部痞闷，胁肋胀痛，善叹息，情绪易波动的人群，舌苔薄腻，脉弦滑。

第七节　抑郁症

一、概述

抑郁症是躁狂抑郁症的一种发作形式，以情感低落、思维迟缓、言语动作减少或迟缓为典型症状。中医学认为抑郁症归属于郁证范畴，同时还认识到其发病的根本病因是情志不畅，且其发生与经济状况、社会地位的变化有着紧密的关系。如《丹溪心法·六郁》首创"六郁"学说，提出六郁之中以气郁为先，主张郁证的病机关键是气机失常。

二、病因病机

抑郁症的病因尚不明确，可能是生物、心理与社会环境诸多方面因素参与了抑郁症的发病过程。生物学因素包括遗传、生化、神经内分泌、神经再生等方面；心理学因素涉及长期持续的心理紧张刺激、情绪反应障碍及个性特征等方面；社会因素则包括负性生活事件、自尊心强烈受损及工作和学习环境的突然改变等。然而以上这些因素并不是单独起作用的，而是强调遗传、环境、应激等因素之间的交互作用。

中医学认为抑郁症的基本病因是情志不遂，亦可因肝、胆的阳气不足，疏泄无力，均会导致气机郁滞。肝气郁滞日久易化火，气机郁结亦会导致津液和气血的运行不畅，出现津液疏布障碍，湿聚成痰，形成痰结和血瘀，即抑郁证中夹痰、夹瘀证。与此同时，还可见肝气乘脾、肝损及肾等脏腑功能失调之证。病久则易由实转虚而形成脏腑虚损的各种病变。

1 - 七情内伤

肝气郁结为抑郁症的常见证，表现为精神抑郁，多愁善感善太息，情绪低落，胸胁胀痛，痛无定处，纳呆少寐，脘闷嗳气，苔薄白或薄腻，脉弦。肝气郁结，日久则化火，表现为急躁易怒，失眠头痛，胸胁胀痛，口苦而干或目赤耳鸣，或嘈杂吞酸，舌红苔黄，脉弦数。肝气郁结，横逆乘犯脾土，则脾失健运，表现为表情抑郁，胸闷太息，失眠健忘，腹胀便溏，倦怠乏力，舌苔白腻，脉细弱。

2 - 痰阻清窍

津液敷布失常，水湿内生，湿聚而成痰；或可因脾失健运，水湿不运，蕴结为痰，痰阻清窍。表现为精神抑郁，呆滞寡言，胸部闷塞，胁肋胀满，或表情淡漠，多疑善虑，或咽中有物梗塞，吞吐不得，苔白腻，脉弦滑。肝郁气滞痰凝，痰浊郁而化热，胆郁痰扰，胆胃不和。表现为情绪不宁，胆怯易惊，虚烦不安，痰涎壅盛，失眠多梦，舌苔腻而微黄，脉弦。

3 - 瘀血停滞

气行则血行，气滞则血瘀，肝气郁结日久，则血流不畅，导致瘀血停滞。表现为精神抑郁，性情急躁，失眠头痛，健忘或胸胁疼痛，或身体某部有发热或麻痛感，舌紫暗或有瘀点，脉弦或涩。

4 - 劳逸损伤

思虑太过，劳伤心脾，脾虚致气血生化无源，血虚则心失所养，导致心脾气血两虚，从而出现抑郁诸症。表现为心悸怔忡，健忘失眠，体倦食少，面色萎黄，舌淡、苔薄白，脉细弱。

5 - 体质因素

脑为髓之海，肾主骨生髓，滋充脑髓，以养元神。若年老体弱，肝肾渐亏，或抑郁症日久不愈，损及于肾，精髓化生不足，元神脑府失养，神机运转不利，脑功能得不到正常发挥则"脑转耳鸣，胫酸眩冒，目无所见，懈怠安卧"。表现为精神萎靡，情绪低沉，失眠多梦，面白无华，形神颓废，阳痿遗精，舌淡胖苔白，脉沉细。

三、诊断与治疗

（一）诊断

抑郁症的主要特征：

（1）病前有抑郁性格。

（2）有精神因素诱发。

（3）心境抑郁为主要症状。

（4）伴有焦虑症状。

（5）思维迟缓。

（6）睡眠障碍。

（7）食欲下降。

病程持续至少2周。

（二）常用中成药

逍遥丸

主要成分： 柴胡、当归、白芍、白术（炒）、茯苓、炙甘草、薄荷、生姜。

功效主治： 疏肝健脾，养血调经。用于肝气不舒，胸胁胀痛，头晕目眩，食欲减退，月经不调。

用法用量： 口服，每次8g，每日3次。

归脾丸

主要成分： 党参、白术（炒）、黄芪（炙）、茯苓、远志（制）、酸枣仁（炒）、龙眼肉、当归、木香、大枣（去核）、甘草（炙）。

功效主治： 益气健脾，养血安神。用于心脾两虚，气短心悸，失眠多梦，头昏头晕，肢倦乏力，食欲不振。

用法用量： 用温开水或生姜汤送服，每次9g（约一瓶盖），每日3次。

六味地黄丸

主要成分：熟地黄、酒萸肉、牡丹皮、山药、茯苓、泽泻。

功效主治：滋阴补肾。用于肾阴亏损，头晕耳鸣，腰膝酸软，骨蒸潮热，盗汗遗精。

用法用量：口服，每次10g，每日3次。

血府逐瘀胶囊

主要成分：桃仁（炒）、红花、赤芍、川芎、枳壳（麸炒）、柴胡、桔梗、当归、地黄、牛膝、甘草。

功效主治：活血祛瘀，行气止痛。用于瘀血内阻证，症见胸痛或头痛，失眠多梦，心悸怔忡，内热瞀闷，急躁易怒，冠心病心绞痛、血管及外伤性头痛，属上述证候者。

用法用量：口服，每次6粒，每日2次，1个月为1个疗程。

四、膏方调理

◎人参养荣膏

组　　成：人参30g，白术（土炒）30g，茯苓10g，甘草（蜜炙）30g，当归30g，熟地黄10g，白芍（麸炒）90g，黄芪（蜜炙）30g，陈皮30g，远志（制）15g，肉桂30g，五味子（酒蒸）10g。

功　　用：益气补血，养心安神。

主　　治：心脾气血两虚证。倦怠无力，食少无味，惊悸健忘，夜寐不安，虚热自汗，咽干唇燥，形体消瘦，皮肤干枯，咳嗽气短，动则喘甚；或疮疡溃后气血不足，寒热不退，疮口久不收敛。

治疗特色：补元膏具有益气补血、养心安神的功效，主要选择具有补气养血作用的药物。方中熟地黄、当归、白芍养血益阴，人参、黄芪、白术、茯苓、甘草益气健脾，且可阳生阴长，补气以生血；远志、五味子宁心安神；肉桂能导诸药入营生血；陈皮理气，与诸药同用，使全方补而不滞。配合成方，共奏益气补血、宁心安神之功。常用于抑郁症属心脾气血两虚的人群使用。

第八节　慢性肾病

一、概述

肾脏损伤（肾脏结构或功能异常）超过3个月，患者尿液和相关的血液指标出现异常，肾脏病理学、影像学发现异常，或肾脏的肾小球有效滤过率低于60%，都可统称为"慢性肾病"。如未得到及时有效治疗，导致病情恶化，随病程迁延，慢性肾病患者将会发展为慢性肾功能不全、肾衰竭，最终形成尿毒症。中医文献中无"慢性肾病"这一名词，将本病归属于"水肿""淋证""癃闭""关格""虚劳""神昏"等范畴。本病病程长，易反复，难治愈，预后差。

二、病因病机

引起慢性肾病的疾病很多，如原发性肾小球疾病、继发性肾小球疾病、肾间质小管疾病等。随着近年来对肾脏病的认识不断深入，中医对慢性肾病的病因病机基本形成共识，认为本病的发生存在共同的致病因素，如湿、热、瘀、虚等。不同的致病因素之间尚存在一定的有机联系，如湿郁易生热，湿热相合又可致瘀、致虚，而虚亦可致瘀、致湿，同时瘀又可分别致湿致虚等，从而呈现错综复杂的病理改变。

1- 湿热内生

（1）湿热瘀阻

湿热瘀血互结是慢性肾病病情恶化的根本病理特点，湿热内蕴、瘀阻肾络的病理变化始终贯穿在疾病发生、发展的过程中。表现为颜面或下肢浮肿，身热汗出不解，脘痞泛恶，口黏口干不欲饮，食欲不振，腰部胀痛，大便不爽，小便短赤浑浊，舌质暗淡或有瘀斑瘀点，苔黄厚腻，脉濡数或滑数。

（2）湿热伤营

素体阴虚，或用药温燥太过，导致湿热化燥，入血伤血，耗血动血。表现为身热夜甚，头面或四肢稍肿或不肿，心烦急躁，甚或时有昏谵，小便短赤，舌质红绛、苔黄燥，脉象弦数或弦滑数。

2- 寒湿内生

肾主水，肾阳虚则水湿泛溢三焦。表现为四肢或眼睑水肿，胸水，腹水，倦怠乏力，腰膝酸软，腹胀满肢冷，四肢不温，口淡不渴，小便清长或夜尿频多，或尿少、浮肿，大便溏薄，舌质淡胖、苔滑，脉沉弦。

3- 肾阴耗损

素体阴虚，或病久伤阴，或因广泛应用糖皮质激素、雷公藤制剂、吲哚美辛、利尿剂等药物，导致阴津伤损。表现为形体消瘦，口燥咽干，潮热盗汗，眼睛干涩，溲赤便干，舌红少津，脉细数。

三、诊断与治疗

（一）诊断

大多数慢性肾脏病患者早期多无症状，偶有乏力和恶心、呕吐、食欲减退等消化道症状。随着病情的进展，可逐渐出现不同程度的其他系统症状。有下面一项异常即能诊断慢性肾病：①肾脏损伤或肾脏结构或功能异常超过3个月，有或无肾小球滤过率下降，可表现为下列异常：病理学检查异常；肾损伤的指标阳性：包括血、尿成分异常或影像学检查异常；②肾小球滤过率<60ml/min/1.73m^{2}超过3个月，有或无肾脏损伤证据。

（二）常用中成药

六味地黄丸

主要成分：熟地黄、酒萸肉、牡丹皮、山药、茯苓、泽泻。

功效主治：滋阴补肾。用于肾阴亏损，头晕耳鸣，腰膝酸软，骨蒸潮热，盗汗遗精。

用法用量：口服，每次10g，每日3次。

桂附地黄丸

主要成分： 肉桂、附子（制）、熟地黄、山茱萸（酒制）、牡丹皮、山药、
茯苓、泽泻。

功效主治： 温补肾阳。用于肾阳不足，腰膝酸冷，肢体浮肿，小便不利或反
多，痰饮喘咳，消渴。

用法用量： 口服，水蜜丸每次6g，小蜜丸每次9g，大蜜丸每次1丸，每日
2次。

四、膏方调理

◎枸杞子煎

组　　成： 枸杞子1500g，杏仁（去皮尖，研）500g，生地黄（研，取汁）
1500g，人参100g，茯苓100g，天门冬（捣汁，干者为末亦可）
250g，白蜜1000g，牛髓1具，牛酥500g。

功　　用： 补五脏，益气阴。

主　　治： 肝肾阴虚证。五脏虚损，头晕目眩，妇人久无子等。

治疗特色： 枸杞子煎用于肝肾阴虚证。枸杞子在《神农本草经》中列为上品，
性味甘平质润，入肝、肾、肺经，为治疗目疾常用药，擅长补益肝
肾。配天门冬、生地黄、人参（即三才汤），补益肝肾之力倍增，对
五脏虚损属气阴不足者最为适宜。

◎苍术膏

组　　成： 鲜苍术10kg，石楠叶1500g，当归250g，甘草200g，楮实子500g，
白蜜1500g。

功　　用： 健脾化湿。

主　　治： 四肢无力或肢体虚浮。肝肾不足，湿浊内阻，腰膝酸软，骨节疼
痛，头晕眼花，肢体重着无力。

治疗特色： 苍术膏用于肝肾不足兼湿气身痛者。苍术辛温，味苦而健脾燥湿，

临床用治老人食少水肿、四肢无力、湿气身痛，每有良效：石楠叶性平，味辛、苦，祛风湿、强筋骨；楮实子性寒，味甘，有补肾强筋、明目利尿的作用，当归补肝养血。诸药合用，健脾而利水湿，补肝肾而强筋骨，适用于肝肾不足、湿浊内阻的人群使用。

第九节　过敏性疾病

一、概述

过敏性疾病是一种接触过敏原后发生的一系列机体高反应性疾病，主要包括过敏性鼻炎、过敏性哮喘、过敏性紫癜、过敏性休克和过敏性皮炎等。中医认为，当六气自然更替或者发生异常变化之时，人体由于禀赋异常或机体阴阳失衡、脏腑功能失调，不能顺应六气更替或者环境变化，导致人体产生迅速、剧烈的反应而发生过敏性疾病。

二、病因病机

过敏性疾病的发生以外感病邪为主因，同时也和体质因素密切相关，是二者共同作用的结果。

1. 外感风邪

由于过敏反应的症状与风证相类似，故中医认为风邪对过敏性疾病的发病起着关键作用。《诸病源候论》说："风瘙痒者，是体虚受风；风入腠理，与血气相搏，而俱往来于皮肤之间。邪气微，不能冲击为痛，故但瘙痒也。""体虚受风"即卫气亏虚，卫表不固，腠理疏松，风邪可乘虚从肌表、口鼻而入，亦可夹热、夹寒、夹湿、夹燥，使鼻、肺分别或同时受邪，引起咳喘、瘙痒等过敏症状。

2. 先天禀赋

产生过敏性疾病的根本原因在于患者的过敏体质，而过敏体质形成的主要原因是体质的禀赋遗传。人之个体差异来自于父母的先天禀赋。《灵枢·寿天刚柔》篇则指出："人之生也，有刚有柔，有弱有强，有长有短。"常态下，没有致敏原的作用，禀赋不足的体质维持着阴阳相对平衡的易感性而不致引起疾病。一旦致敏原的作用达到或超过了易感性的阈值，就会发生过敏性疾病。

三、诊断与治疗

（一）诊断

国际标准化诊断原则要求，一个完整的过敏性疾病诊断应包括详尽的病史、临床表现、过敏原检查三部分。过敏原诊断是过敏性疾病诊断的核心所在。

（二）常用中成药

玉屏风颗粒

主要成分： 黄芪、防风、白术（炒）。

功效主治： 益气，固表，止汗。用于表虚不固，自汗恶风，面色㿠白，或体虚易感风邪者。

用法用量： 开水冲服，每次5g，每日3次。

桂枝颗粒

主要成分： 桂枝、白芍、甘草、生姜、大枣。

功效主治： 解肌发表，调和营卫。用于外感风邪，头痛发热，鼻塞干呕，汗出恶风。

用法用量： 口服，每次5g，每日3次。

湿毒清胶囊

主要成分： 地黄、当归、丹参、蝉蜕、苦参、白鲜皮、甘草、黄芩、土茯苓。

功效主治： 养血润燥，化湿解毒，祛风止痒。用于皮肤瘙痒症，属血虚湿蕴皮肤证者。

用法用量： 口服，每次3~4粒，每日3次。

四、膏方调理

◎银翘解毒膏

组　　成： 金银花30g，苦桔梗、炒牛蒡子、薄荷各18g，竹叶、荆芥穗各12g，甘草、豆豉各15g，连翘（去心）30g，炼蜜适量。

功　　用： 散风清热。

主　　治： 流行性感冒、急性扁桃体炎、麻疹初起、腮腺炎初起等外感传染病，症见发热无汗、微恶风寒、头痛口渴、咳嗽咽痛等。

治疗特色： 金银花性寒，味升，轻扬入肺，为散风解毒之品。银花与连翘合用，既有辛凉解表、清热解毒的作用，又具芳香辟浊的功效；牛蒡子、薄荷性凉而味辛，疏散风热、清利头目，且可解毒利咽；荆芥、豆豉性温而辛，助金银花、连翘发散表邪，透热外出，此两者虽属辛温，但辛而不烈，温而不燥，与大量的辛凉药配伍，可增强辛散透表的力量；芦根、竹叶清热生津；桔梗宣肺化痰止咳，配以甘草增强清利咽喉之力。诸药合用，外散风寒，兼清里热，芳香辟秽。

第十节　糖尿病

一、概述

糖尿病是以慢性高血糖为特征的内分泌代谢疾病。由于胰岛素分泌缺陷或胰岛素抵抗，或两者兼有所致，且发病与遗传、自身免疫、环境因素有关。长期高血糖又进一步导致脏器组织损害，如肾脏、心脏、神经、眼功能障碍等并发症的出现。

中医学中无"糖尿病"这一病名，根据糖尿病常见的临床表现，如多饮、多食、多尿、乏力等，将糖尿病归为"消渴"范畴。"消渴"之名，首见于《素问·奇病论》，《黄帝内经》中对于消渴的病因病机及分型有初步的认识。隋·巢元方《诸病源候论·消渴候》对于消渴的并发症有了新的认识："其久病变成发痈疽，或成水疾……"。宋代《圣济总录》，关于消渴病引起的并发症如烦躁、口干舌燥、腹胀、虚乏、小便白浊以及消渴后成水、成痈疽等传变证都予以了深入的阐发，与西医学对糖尿病并发症的表述十分相近。

二、病因病机

1- 禀赋不足

《灵枢·五变》载："五脏皆柔弱者，善病消瘅。"素体肾虚及阴虚体质与本病的关系密切。

2- 饮食不节

《素问·奇病论》载："此肥美之所发也，此人必数食甘美而多肥也，肥者令人内热，甘者令人中满，故其气上溢，转为消渴。"

3- 情志失调

叶天士《临证指南医案·三消》载："心境愁郁，内心自燃，乃消证大病。"五志过极致心火内燔、郁然伤津，产生消渴。

4- 过逸少动

久坐少动，活动减少，脾气呆滞，运化失常，痰湿化为膏浊，日久化热而发病。

本病多与肺、胃、肾三脏关系密切，初期多以阴虚为本，燥热为标，治宜滋阴清热；中期以气阴两虚为本，痰阻血瘀为标，治宜益气养阴、祛瘀化痰；后期脏腑虚损，变症百出，多责之痰湿血瘀，治当健脾补肾、化痰除湿祛瘀。

三、诊断与治疗

（一）诊断

典型症状： 多可出现多饮、多尿、多食和消瘦、疲乏无力等症状。其他症状：可出现视物模糊、下肢溃疡、蛋白尿、心悸、高血压等症状。

诊断依据： 有典型糖尿病症状者，空腹血糖≥7.0mmol/L或餐后两小时血糖≥11.1mmol/L即可诊断；无症状者需空腹血糖≥7.0mmol/L和餐后两小时血糖≥11.1mmol/L才达到诊断标准。

（二）常用中成药

降糖舒

主要成分： 人参、生地、熟地黄、黄芪、黄精、刺五加、荔枝核、丹参等22种中药。

功效主治： 滋补肾阴，生津止渴。用于糖尿病及糖尿病引起的全身症状。

用法用量： 口服，每次6片，每日3～4次。

金芪降糖片

主要成分： 金银花、黄连、黄芪。

功效主治： 清热益气。用于气虚内热症见气短乏力，口渴喜饮，易饥多食。轻、中度型非胰岛素依赖型糖尿病见上述证候者。

服法用量： 口服，每次7～10片，每日3次。

降糖甲片

主要成分： 黄芪、黄精（酒炙）、地黄、太子参、天花粉。

功效主治： 补气生津，益气养阴。用于消渴证（非胰岛素依赖型糖尿病）气阴两虚证型。

用法用量： 口服，每次6片，每日3次。

麦味地黄丸

主要成分： 麦门冬、五味子、熟地黄、山药、酒萸肉、牡丹皮、茯苓、泽泻。

功效主治： 滋养肺肾。用于肺肾阴亏症见潮热盗汗，口燥咽干，眩晕耳鸣，腰膝酸软。

用法用量： 口服，大蜜丸每次1丸，每日2次。

四、膏方调理

◎ 栝楼根膏

组　　成：生天花粉500g，黄牛脂200g。

功　　用：清热，养胃，生津。

主　　治：①气阴两虚之烦渴多饮、口干舌燥、小便频多；②糖尿病的辅助治疗。

治疗特色：天花粉又名栝楼根，善清胃热而养胃阴，有生津止渴的功效。黄牛脂滋液生津，泽槁濡枯。二药合用，清热养胃生津，症状显著减轻。该膏方适合以口干舌燥爱饮水、小便频多、皮肤干燥发痒的气阴两虚证患者，可用于糖尿病的治疗。

◎ 两仪膏

组　　成：太子参250g，熟地黄500g。

功　　用：补气养血，滋阴生津。

主　　治：精气内亏，阴血不足证。症见身体消瘦，精神倦怠，惊悸健忘，耳鸣目眩，面色萎黄，肢软乏力等。

治疗特色：两仪膏源于《景岳全书》，原方是人参与熟地黄，以熟地黄填补肝肾、生精血；人参补心脾、益元气，养阴填精与补益中气同用，一阴一阳，平补气血，一壮水之源，一益气之主，喻如两仪，故名。针对糖尿病气阴两虚证的特点，用太子参代人参，加强气津两生的功效。本膏方适合病程较长、体质虚弱的患者，但脾胃虚弱、腹胀便溏、咳嗽多痰者慎用。

◎ 补益煎

组　　成：生地黄2000g，生天门冬500g，生藕500g，生姜250g（以上4味锉碎，用生绢袋绞取汁），石斛（去根）30g，鹿茸（酥炙，去毛）30g，菟丝子（酒浸1宿，捣成片子，焙干）30g，牛膝（酒浸1宿，焙干）30g，黄芪（锉）30g，柴胡（去苗）30g，人参30g，白茯苓

（去黑皮）30g，肉桂（去粗皮）30g，木香30g，附子（炮裂，去皮脐）30g，酒200ml，牛酥250g。

功　　用：阴阳并补，肝肾同治，补泻同施。

主　　治：肝肾不足、阴阳两虚之证。症见口干舌燥、小便频数、夜尿增多、腰膝酸软、眩晕耳鸣、视物模糊、皮肤干燥、四肢欠温、阳痿。

治疗特色：方中生地、天门冬、石斛养阴，鹿茸、菟丝子、牛膝补肾强腰膝，益精血；人参、黄芪、茯苓、肉桂、附子温补阳气，从阳中求阴；柴胡、木香疏肝理气，也使膏方补而不滞；牛酥滋养、藕汁清热生津；生姜和胃。本膏方适合糖尿病肾病、糖尿病眼底病变等属肝肾不足、阴阳两虚证的患者服用。

第十一节　月经不调

一、概述

月经不调指月经在周期和经量上的异常，月经的周期紊乱一般为月经先期、月经后期和月经先后不定期，月经经量的异常表现为月经量过多或过少甚至闭经。

中医古籍中并无"月经不调"一词，可以见到"经水不定""经乱""至期不来""前期而来"等描述。汉代《金匮要略·妇人杂病脉证并治》中就提到了月经不调的表现；至唐宋时期，《备急千金要方》《妇人大全良方》等著作中对于月经不调的病因病机有了初步的探讨；明清时期，本病在病因、病机、治法、方药等方面渐臻完备。

二、病因病机

1- 肾气不足

肾为先天之本，主封藏。而在《景岳全书·妇人规》中："经血为水谷之精气……施泻于肾。"故从经血而论，肾又主施泄。若素体肾气不足或多产房劳，大病久病伤肾，或少年肾气未充，或绝经之年肾气渐衰，藏泄失司，应藏不藏则经水先期而至，当泄不泄则月经后期而来。

2 - 肝气郁结

肝藏血，司血海，主疏泄。月经周期正常与肝气疏泄相关。若情志不畅，影响肝气，疏泄失司，血海蓄溢失常。若疏泄太过，则月经先期而至；疏泄不及，则月经后期而来。

3 - 脾气亏虚

饮食失节或劳倦思虑过度，损伤脾气，气虚则统摄无权，冲任不固，致月经先期。

4 - 冲任亏虚

久病失血，或产育过多，耗伤阴血，或脾虚化源不足，导致营血亏虚，冲任不充，致使月经周期延后。

5 - 血热妄行

素体阴虚或久病阴亏，或多产房劳耗伤精血，或素体阳盛，或过食辛燥助阳之品，或感受热邪，诸多原因导致热伤冲任，迫血下行，遂致月经提前而至。

6 - 阳虚血寒

素体阳虚，或久病伤阳，或外感寒邪，或过食寒凉，血为寒凝，运行涩滞，故致月经后期而来。

三、常用中成药

乌鸡白凤丸

主要成分： 乌鸡（去毛爪肠）、人参、白芍、丹参、醋香附、当归、煅牡蛎、鹿角、桑螵蛸、甘草、熟地黄、青蒿、天冬、黄芪、地黄、川芎、银柴胡、炒芡实、山药。

功效主治： 补气养血，调经止带。用于气血两虚，腰膝酸软，带下月经量少、后错。

用法用量： 口服，温黄酒或温开水送服。每次6g，每日2次。

益母草膏

主要成分：益母草。

功效主治：活血调经。用于血瘀所致的月经不调，症见经水量少。

用法用量：口服，每次10g，每日1～2次。

艾附暖宫丸

主要成分：艾叶（炭）、香附（醋炙）、吴茱萸（制）、肉桂、当归、川芎、
白芍（酒炒）、地黄、黄芪（蜜炙）、续断。

功效主治：用于治疗子宫虚寒、月经不调、痛经、腰酸带下。

用法用量：口服，每次6g，每日2～3次。

四、膏方调理

◎参香八珍膏

组　　成：丹参150g，制香附150g，熟地100g，炙黄芪100g，白芍100g，白
术100g，当归100g，茯苓100g。

功　　用：养血调肝，健脾益气。

主　　治：气血亏虚型月经不调，月经量少，色暗，月经后期，神疲乏力，面
色萎黄等。

治疗特色：本膏方取八珍汤之方义，气血同补，而在补血方面重视调肝养血，
因"女子以肝为先天"，故处方重视调达肝气柔养肝血。对于气血亏
虚偏肝血虚的女性患者尤为适合。

◎花鞭膏

组　　成：水红花300g，马鞭草300g，当归100g，生地100g，白芍100g，延
胡索100g，五灵脂100g，乌药50g，木香50g，红花50g，没药50g。

功　　用：通经止痛，和血调血。

主　　治：妇女月经闭结，伴见腹胁胀痛者。

治疗特色：本膏方以破血通经、散血消癥药物为主药，活血化瘀、通经止痛，辅以温肝经调肝气的药物，故对于血瘀导致的月经不调伴见痛经的女性患者尤为适合。

◎女经膏

组　　成：制鳖甲100g，地骨皮60g，白芍60g，制香附60g，续断60g，当归60g，青蒿60g，茯苓60g，黄芩60g，丹参60g，白术60g，南沙参60g，阿胶60g，炙甘草20g，益母草40g，杜仲40g，熟地黄80g，川芎30g。

功　　用：滋阴清热，养血调经。

主　　治：阴虚内热证，月经量少，五心烦热，盗汗口干等。

治疗特色：本膏方以血肉有情之品制鳖甲为主药，加上熟地黄滋阴养血，以滋补肾阴为主，地骨皮滋阴清热，其他药物具有滋补肝肾、活血养血之效，适合肾阴亏虚之月经量少，伴见五心烦热、入夜盗汗或时有燥热的患者。

第十二节　不孕不育

一、概述

　　婚后2年，有规律性生活，未采取避孕措施而男方生育功能正常而未能受孕，称为女性不孕；女方生育功能正常而未生育者，称为男性不育。

　　早在夏商时期的《周易》中就提出了"不孕""不育"的病名。汉代张仲景将男性不育归于虚劳范畴，《金匮要略·血痹虚劳病脉证并治》记载"男子脉浮弱而涩，为无子，精气清冷"的记载。隋代巢元方《诸病源候论》中对不孕不育的病因及症状表现有了更细致的论述，其中提出"月水不利无子""月水不通无子""带下无子""结积无子"，指出不孕是各种妇科疾病导致的后果；又提出"泄精、精不射出，但聚于阴头，亦无子"，认为凡失精、不能射精均可致无子。至明清时期，王肯堂、傅青主、叶天士等医家对不孕不育的病因病机、诊断辨治的研究达到了较高水平，诊治方法及经典方剂沿用至今。

二、病因病机

1. 肾虚

肾藏精，精化气，肾精所化之气为肾气。肾中精气的盛衰主宰着人体的生长、发育与生殖。或先天肾气不足，或房室不节、久病大伤、反复流产损伤肾气，或高龄，肾气渐虚。肾气虚，则冲任虚衰不能摄精成孕；或素体肾阳虚或寒湿伤肾，肾阳亏虚。命门火衰，阳虚气弱，则生化失期，有碍子宫发育或不能触发氤氲乐育之气，致令不能摄精成孕；或素体肾阴亏虚，或房劳多产、久病失血，耗损真阴，天癸乏源，冲任血海空虚；或阴虚生内热，热扰冲任血海，均不能摄精成孕，发为不孕。

2. 肝气郁结

若素性忧郁，或七情内伤，情怀不畅；或因久不受孕，继发肝气不舒，致令情绪低落、忧郁寡欢，气机不畅。二者互为因果，肝气郁结益甚，以致冲任不能相资，不能摄精成孕。又肝郁克脾，脾伤不能通任脉而达带脉，任、带失调，胎孕不受。

3. 瘀滞胞宫

瘀血既是病理产物，又是致病因素。寒、热、虚、实均可致瘀滞冲任，胞宫、胞脉阻滞不通导致不孕。或经期、产后余血未净，房事不节亦可致瘀，瘀积日久成癥。如《诸病源候论》引养生方说："月水未绝，以合阴阳，精气入内，令月水不节，内生积聚，令无子。"现代研究认为：在经期或子宫内膜炎时性交，可致女方产生抗精子抗体或可发生子宫内膜异位症导致不孕。

4. 痰湿内阻

素体脾肾阳虚或劳倦思虑过度，饮食不节伤脾或肝木犯脾，或肾阳虚不能温脾，脾虚则健运失司，水湿内停，肾阳虚则不能化气行水，湿聚成痰；或嗜食膏粱厚味，痰湿内生，躯脂满溢，遮隔子宫，不能摄精成孕；或痰阻气机，气滞血瘀，痰瘀互结，不能启动氤氲乐育之气而致不孕。

三、常用中成药

麒麟丸

主要成分： 制何首乌、墨旱莲、淫羊藿、菟丝子、锁阳、党参、郁金、枸杞子、覆盆子、山药、丹参、黄芪、白芍、青皮、桑椹。

功效主治： 补肾填精，益气养血。适用于肾虚精亏，血气不足，腰膝酸软，倦怠乏力，面色不华，男子精液清稀，阳痿早泄，女子月经不调，或男子不育症，女子不孕症伴上述症状者。

用法用量： 口服，每次6g，每日2～3次，或遵医嘱。

暖宫孕子丸

主要成分： 熟地黄、醋香附、当归、川芎、白芍、阿胶、艾叶、炒杜仲、续断、黄芩。

功效主治： 滋阴养血，温经散寒，行气止痛。用于血虚气滞，腰酸疼痛，经水不调，赤白带下，子宫寒冷，久不受孕等症。

用法用量： 口服，每次8丸，每日3次。

五子衍宗丸

主要成分： 枸杞子、菟丝子（炒）、覆盆子、五味子（蒸）、车前子（盐炒）。

功效主治： 补肾益精。用于肾虚精亏所致的阳痿不育、遗精早泄、腰痛、尿后余沥。

用法用量： 口服，水蜜丸每次6g，小蜜丸每次9g，大蜜丸每次1丸，每日2次。

四、膏方调理

◎枸杞子煎

组　　成： 枸杞子1500g，杏仁（去皮尖，研）500g，生地黄（研，取汁）1500g，人参100g，茯苓100g，天门冬（捣汁，干者为末亦可）250g，白蜜1000g，牛髓1具，牛酥500g。

功　　用： 补五脏，益气阴。

主　　治： 肝肾阴虚证。症见五脏虚损，头晕目眩，妇人久无子等。

治疗特色： 本膏方以调补肝肾为宗旨，同时配以生地黄、人参及血肉有情之牛髓，重视补益气血、养阴填精与补益中气同用，取《景岳全书》"两仪膏"之意，适于气血俱虚、肝肾亏虚的不孕症患者。

◎麋茸煎

组　　成： 麋茸150g（去毛，涂酥炙令微黄），清酒250ml。

功　　用： 补肾阳，益精血，强筋骨，壮腰膝。

主　　治： 真阳衰微，精血亏虚证。症见虚劳羸瘦，精血不足，阳痿；不孕，腰膝酸软，筋骨疼痛等。

治疗特色： 本膏方以血肉有情之品麋茸为主药，重在填补精髓、滋补肝肾，运用清酒熬制成膏，增强了壮阳、通经、畅通宗筋之力，适合调理肾虚之不孕不育患者。

◎培元兴阳膏

组　　成： 熟地黄100g，当归100g，阳起石100g，制首乌150g，枸杞子150g，五味子100g，砂仁50g（后下），淫羊藿300g，炒白术100g，补骨脂100g，小茴香30g，乌药100g，茯苓100g，蜈蚣20g。

功　　用： 填精固本，益肾兴阳。

主　　治： 肾精不足之畏寒怕冷，阳痿，早泄，不育症等。

治疗特色： 本膏方以补肾壮阳为主，在此基础上又运用了小茴香、乌药、蜈蚣等具有疏通肝经作用的药物，肝经绕阴器，故通达肝脉，有助于补肾壮阳，更使药力直达病所，增强疗效。对于肾精亏虚尤以肾阳不足为主的患者，或久服滋补药物效果不甚明显的不育症患者，可运用本方。

第十三节　恶性肿瘤

一、概述

恶性肿瘤在《中医内科学》教材中称为"癌病"，其基本特征是脏腑组织发生异常增生。主要的临床表现是肿块逐渐增大，肿块表面高低不平、质地坚硬，时有疼痛，发热，并常伴见纳差、乏力、日渐消瘦等全身症状。

"瘤"最早在殷墟甲骨文中就有记载。《说文解字》释义："瘤，肿也，从病，留声。"《圣济总录》谓："瘤之为义，留滞不去也。""癌"字最早见于宋代《卫济宝书》，作为痈疽五发的一种。中医学著作中并没有以肿瘤直接命名的描述，更多的是以临床特点命名或对临床表现的命名。如"石瘿"对应西医学甲状腺癌，"肝积"可对应西医学的肝癌，《诸病源候论》中论及的"诸脏受邪，初未能成积聚，留滞不去，乃成积聚"等。

二、病因病机

1 - 六淫邪毒

外感六淫邪气，或感受放射性物质、工业废气等邪毒，客邪久留，影响脏腑气血阴阳，导致气滞、痰浊、血瘀、热毒等病变，日久则形成积聚。

2 - 七情怫郁

《类证治裁·郁证》说："七情内起之郁，始而伤气，继必及血。"情志不遂，气机郁结，久则气滞血瘀，或气滞痰凝，痰瘀结聚成块。

3 - 饮食失调

饮食不节，偏好烟酒辛辣腌炸烧烤，久则损伤脾胃，升清降浊失司，痰湿内生，而后天脾土亏虚，正气不足，更加易感外邪。

4- 宿有旧疾，年老体衰

正气本虚，脏腑阴阳气血失调，无力祛邪，加重或诱发气、血、水、湿、痰、食等凝结阻滞体内，邪气壅积成块。

三、诊断与治疗

（一）诊断

恶性肿瘤的主要特征：肿块、疼痛、溃疡、出血、梗阻。

（二）常用中成药

西黄丸

主要成分：牛黄、乳香（醋制）、没药（醋制）、麝香。
功效主治：清热解毒，和营消肿。用于痈疽疔毒，瘰疬，流注，癌肿等。
用法用量：口服，每次3g，每日2次。

参一胶囊

主要成分：人参皂苷Rg3。
功效主治：固本培元，补气养血。配合化疗，有助于提高原发性肺癌、肝癌的疗效，可改善肿瘤患者的气虚症状，提高机体免疫功能。
用法用量：饭前空腹口服，每次2粒，每日2次。8周为1个疗程。

贞芪扶正口服液

主要成分：女贞子、黄芪。
功效主治：提高人体免疫功能。用于各种疾病引起的虚损，促进功能的恢复。
用法用量：口服，每次1袋，每日2次。

四、膏方调理

◎扶正抗癌膏（刘沈林膏方）

组　　成： 太子参150g，炙黄芪200g，炒白术100g，茯苓150g，茯神150g，炒薏苡仁150g，全当归150g，白芍100g，木香100g，砂仁30g（后下），肉桂30g（后下），制附片50g，补骨脂100g，菟丝子100g，巴戟天100g，生地黄150g，熟地黄150g，制首乌150g，泽泻100g，天麻150g，杜仲150g，桑寄生150g，金毛狗脊150g，川断150g，川黄连30g，吴茱萸30g，苏梗100g，枳壳100g，香附100g，酸枣仁150g，柏子仁150g，夜交藤150g，怀山药200g，防风100g，炙乌梅100g，女贞子100g，法半夏100g，炙甘草50g，黄精100g，冬虫夏草粉30g（冲入），西洋参粉50g（冲入）。

功　　用： 益气固表，温补脾肾。

主　　治： 恶性肿瘤手术后肺气虚、脾肾亏虚，气短乏力、形寒肢冷、腰膝酸痛、食欲不振以及容易反复感冒、体力不济经常卧床等。

治疗特色： 本膏方以补脾益肾之药为主，加入理气活血之药如香附、木香、砂仁、枳壳以减少滋腻之性，有助于虚弱的脾土进行运化，在补益基础上又加入了防风、苏梗等兼具解表作用的药物，因正虚易感邪，加此类药可有预防作用。本膏方尤其适用于肺、脾、肾俱虚之恶性肿瘤术后的人群。

◎扶正抗癌膏（唐汉钧膏方）

组　　成： 炙黄芪300g，党参200g，白术200g，茯苓200g，陈皮100g，砂仁30g（后下），苏梗100g，佛手100g，全当归300g，白芍200g，生地黄200g，熟地黄200g，川芎100g，制何首乌300g，山萸肉150g，黄精200g，灵芝草100g，仙灵脾150g，肉苁蓉150g，杜仲200g，桑寄生200g，天门冬200g，枸杞子100g，远志150g，五味子100g，酸枣仁150g，生薏苡仁150g，莪术300g，干蟾皮30g，核桃肉250g，红枣200g，西洋参200g（另煎冲入），生晒参200g（另煎冲入）。

功　　用：健脾益肾，养心安神，解毒化浊。

主　　治：恶性肿瘤手术后或放化疗后，脾胃虚弱、气虚亏虚、余毒留存症见食欲不振，胃脘不适，甚至呕逆频作，气短乏力，夜寐不安，腰膝酸痛等。

治疗特色：本膏方以扶正为主，药用健脾补肝肾的药物，同时加入了祛邪药物莪术、干蟾皮的使用，寓攻于补，适合于肿瘤术后或放、化疗结束后，气血亏虚，正气不足，残留的邪毒和药毒积滞于体内，正虚邪滞的情况。此阶段运用攻补兼施的膏方，扶正为主，辅以攻邪。

主要参考文献

[1] 朱凌云，秦　嫣．张镜人膏方调治肺系疾病精要 [J]．上海中医药杂志，2007，53（10）：10-11．

[2] 沈庆法，沈峥嵘．中医膏方 [M]．上海：上海科学技术文献出版社，2004：53．

[3] 胡国华，朱凌云．冬令调补择膏方 [M]．北京：中国中医药出版社，2008：58．

[4] 沈庆法，沈峥嵘．中医膏方 [M]．上海：上海科学技术文献出版社，2004：49．

[5] 颜乾麟．实用膏方 [M]．上海：上海科学普及出版社，2003：93，94．

[6] 胡国华，朱凌云．冬令调补择膏方 [M]．北京：中国中医药出版社，2008：31．

[7] 林乾良．朱斐君手书膏方 [J]．中医药文化，2006，23（6）：21．

[8] 朱南孙．朱南孙膏方经验选 [M]．上海：上海科学技术出版社，2010：27．

[9] 沈庆法，沈峥嵘．中医膏方 [M]．上海：上海科学技术文献出版社，2004：50．

[10] 胡国华，朱凌云．冬令调补择膏方 [M]．北京：中国中医药出版社，2008：72．

[11] 王　琦．中医体质学 [M]．北京：科学出版社，2011．